Shivali Tyagi
Shravan Rathi

Contactos e contornos

Shivali Tyagi
Shravan Rathi

Contactos e contornos

ScienciaScripts

Imprint

Cover image: www.ingimage.com

This book is a translation from the original published under ISBN 978-620-7-64830-6.

Publisher:
Sciencia Scripts
is a trademark of
Dodo Books Indian Ocean Ltd. and OmniScriptum S.R.L publishing group

120 High Road, East Finchley, London, N2 9ED, United Kingdom
Str. Armeneasca 28/1, office 1, Chisinau MD-2012, Republic of Moldova, Europe
Printed at: see last page
ISBN: 978-620-7-67456-5

Resumo

A otimização da forma dos dentes sempre foi o "Santo Graal" da dentisteria de restauração. Recriar a anatomia do dente em falta é importante não só para substituir a estrutura perdida, mas também para restabelecer a forma e a função ideais. A natureza fez o seu melhor na forma de criar uma disposição anatómica para evitar problemas. Resta ao dentista ajudar a natureza, copiando o melhor que puder a disposição assim fornecida, quando tentar fazer obturações nas superfícies proximais.

A localização dos contactos e dos contornos, a suscetibilidade à cárie dentária, o tratamento e o papel na medicina dentária preventiva têm sido tomados em consideração na teoria e na prática há séculos. O conceito anterior de tratamento da cárie proximal consistia em remover a cárie e preencher a cavidade com os materiais adequados, sem ter em consideração a forma e a função do dente.

A fim de produzir uma obturação com contornos, Atkinson *et al* introduziram o conceito de matriciamento. O matriciamento é o processo de substituição da estrutura dentária que foi perdida durante o preparo, através da construção de uma parede temporária que se opõe às paredes axiais dos preparos.

As bandas de matriz circunferenciais e pré-contornadas foram introduzidas pela primeira vez pelo Dr. Louis Jack para a restauração de cavidades de Classe II com amálgama dentária. Após a matriz Jack, foram desenvolvidos vários sistemas diferentes, incluindo a matriz Brunton, Huey e as matrizes Perry. O sistema de retentor e banda Tofflemire, introduzido pelo Dr. Joseph B.F. Tofflemire em 1946.

A evolução das formulações dos materiais, o aumento da procura de estética por parte do público e a preocupação com a toxicidade do mercúrio levaram gradualmente ao desenvolvimento de materiais de restauração com a cor dos dentes. A obtenção de um contacto ideal na classe II para os compósitos continua a ser um desafio devido à diferença nas propriedades e no manuseamento do material.

Após o avanço no ano de 2008, o Dr. Simon McDonald introduziu o sistema de matriz seccional Triodent V_3 que ajudou a melhorar os materiais e a facilitar a utilização das suas características.

No entanto, a matriz tem de ser estabilizada e selada na base da cavidade. As cunhas são mais frequentemente utilizadas para a estabilização cervical de uma matriz. O papel das matrizes, juntamente com as cunhas, é insubstituível na medicina dentária restauradora. Devido à diversidade dos sistemas de matrizes, é essencial que o clínico os conheça.

Os dentes humanos são concebidos de forma a que cada dente contribua significativamente para o seu próprio suporte, bem como para o suporte coletivo dos dentes na arcada para o sistema estomatognático. O facto de não se preservar e respeitar a relação do dente com o seu meio envolvente não só causa o fracasso da restauração como também problemas periodontais.[1] Uma compreensão clara da relação interproximal ajudará o clínico a preservar estas estruturas da melhor forma. O estabelecimento do contacto interproximal é um dos principais objectivos do tratamento restaurador. Para compreender claramente o tópico, deve conhecer algumas terminologias para uma melhor compreensão e implicação na prática clínica.

Índice

A) TERMINOLOGIAS/ DEFINIÇÕES:

1) **Ponto de contacto proximal -** O ponto de contacto **proximal** foi definido como o ponto em que os dentes irrompem e adquirem contacto proximal com o dente adjacente.[1]

2) **Área de contacto proximal -** O ponto de contacto **proximal**, devido ao atrito proximal, torna-se uma "área de contacto" (**Figura 1**). É o termo usado para denotar as alturas proximais do contorno da superfície mesial ou distal do dente que toca o dente adjacente na mesma arcada (**Figura 2**).[1]

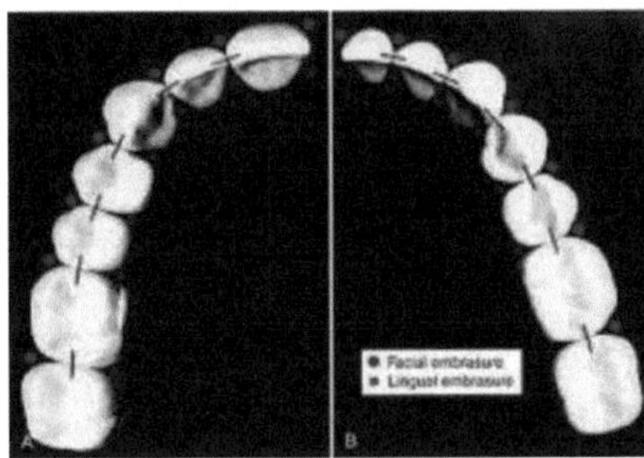

Figura 1 - Ponto de contacto proximal que progrediu para a área de contacto proximal. As linhas pretas mostram as posições dos contactos faciolingualmente. A. Dentes maxilares B. Dentes mandibulares

(Cortesia-https://pocketdentistry.com/1-clinical-significance-of-dental-anatomy- histology-physiology-and-occlusion/)

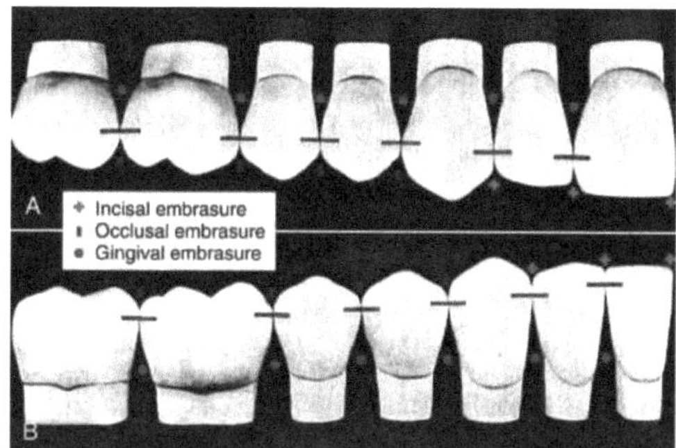

Figura 2 - As linhas pretas mostram a posição do contacto mesiodistalmente. A Dentes maxilares B. Dentes mandibulares.

(Cortesia-**https://www.dentalknowledge.in/2020/09/contact-pointarea-of-teeth.html)**

3) **Altura do contorno -** A altura do contorno foi definida como o ponto de maior proeminência na superfície do dente (**Figura 3**). [2]

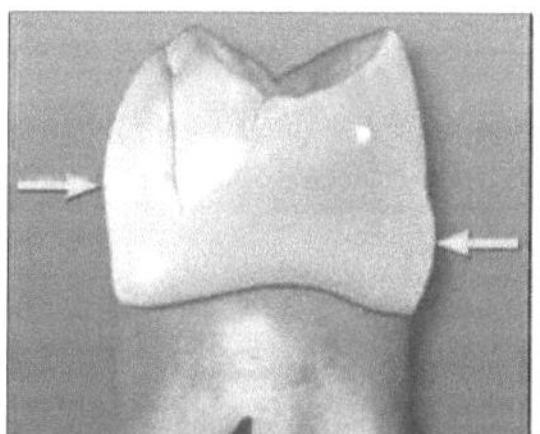

Figura3- Altura do contorno

(Cortesia-https://ptc-dental.com/dictionary/?exact=height%20of%20contour)

4) **Matriciamento -** O matriciamento é o processo de substituição da estrutura dentária que foi perdida durante o preparo, através da construção de uma parede temporária que se opõe às paredes axiais dos preparos (**Figura 4**). [3]

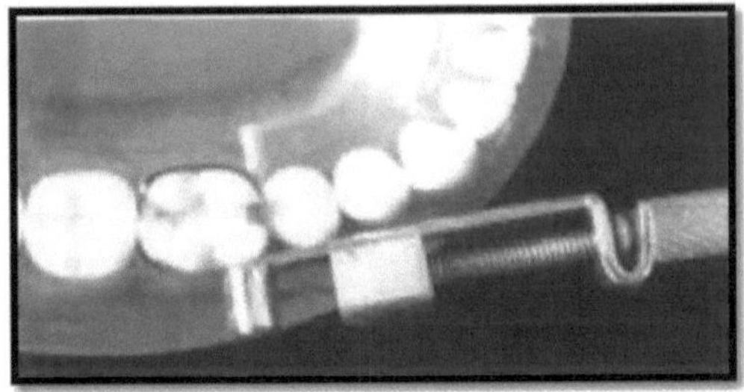

Figura4- Matrícula

(**Cortesia-** Marzoek M.A, Simonton A.L., Gross R.D., Cargas H.J. Contacts and contours. Dentisteria operatória: teoria e prática modernas. Ishiyaku Euro
América, St. Louis. 1st Edição ;1985.)

5) **Embrasures - Quando** dois dentes da mesma arcada estão em contacto, a sua curvatura adjacente às áreas de contacto forma espaços de passagem chamados embrasures **(Figura 5)**.2

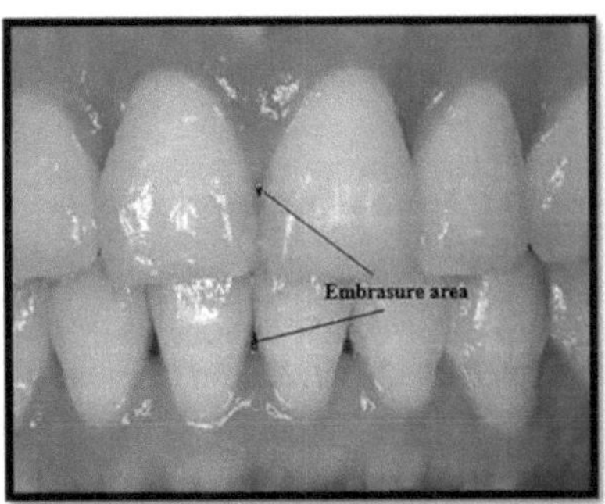

Figura 5-Embrulho

(Cortesia-Yang T, Jiang L, Sun W, Zhu M, Jiang K, Li H *et al.* The incidence and severity of open gingival embrasures in adults treated with clear aligners and fixed appliances: a retrospective cohort study, 2023.

https://www.researchgate.net/figure/Measurement-of-areas-of-open-

gingival-
embrasures_fig4_372438650)

6) **Contornos** - É o termo utilizado para designar um certo grau de convexidades e concavidades nas superfícies faciais/bucais e linguais de todos os dentes, que confere proteção aos tecidos de suporte durante a mastigação (**Figura 6**).[1]

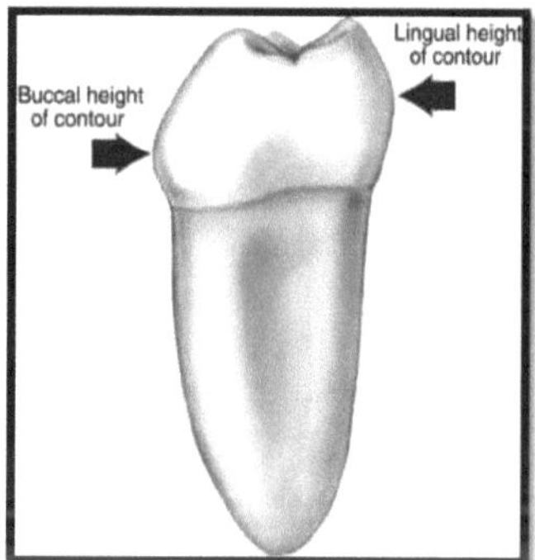

Figura6-Contorno

(**Cortesia -** https://pocketdentistry.com/17-permanent-posterior-teeth/)

7) **Cunhas - Pequenas** peças afuniladas de plástico ou madeira (triangulares ou arredondadas), (com ou sem barbatanas) inseridas no espaço gengival, quer lingualmente, palatalmente ou facialmente, ao lado da banda matriz, para evitar a saliência durante a condensação e para confirmar o contorno do dente e proporcionar algum grau de separação (**Figura 7**).[3]

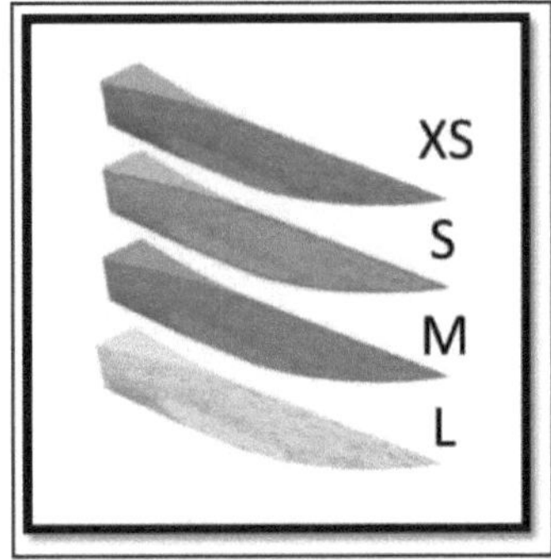

Figura7- Cunhas

(**Cortesia -** https://www. mydentalstock. com/wooden-wedges.html)

8) **Cristas marginais -** Uma elevação de esmalte que forma a margem mesial ou distal da superfície lingual de um dente anterior ou a superfície oclusal de um dente posterior (**Figura 8**). [4]

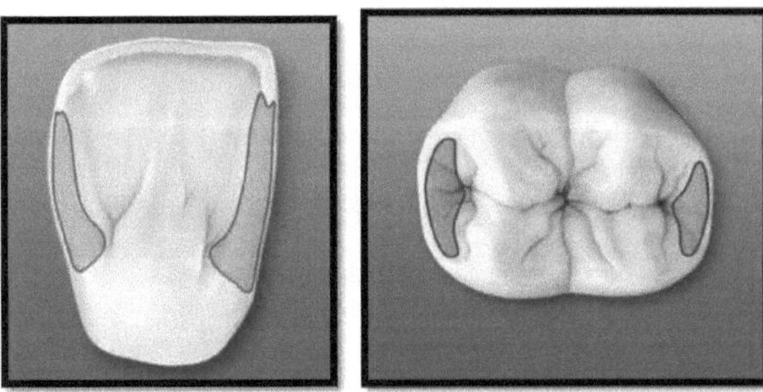

Figura 8- Cumes marginais

(**Cortesia -** https:Z/ptc-dental.com/dictionary/7exact=marginal%2Qridge)

A) CONSIDERAÇÕES CLÍNICAS EM DENTISTERIA RESTAURADORA DURANTE A CONSTRUÇÃO DO CONTACTO E DOS CONTORNOS

1) **Cristas marginais** - As cristas marginais dos dentes posteriores são consideradas de importância primordial para fornecer resistência estrutural à coroa (**Figura 9**). [5] A crista marginal tem uma maior espessura de esmalte do que outras áreas, de modo que a perda de estrutura dentária nesta área associada a procedimentos restauradores pode ser um fator importante no enfraquecimento dos dentes. A perda de uma ou ambas as cristas marginais enfraquece o dente e torna-o mais suscetível à fratura dentária.[6]

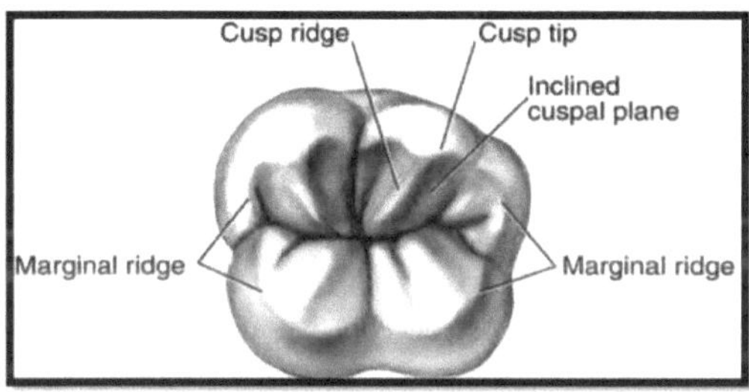

Figura9 - Cumeeiras marginais

(**Cortesia-** Nelson, Stanley J. Complexo Orofacial: Forma e Função. Wheeler's dental anatomy, physiology, and occlusion.9th edition. Saunders Elsevier;2Q1Q.p.81- 91)

Bajunaid *et al*[7] no ano de 2021 concluíram que os procedimentos endodônticos causaram apenas uma redução de 5% na rigidez relativa do dente, enquanto os preparos cavitários oclusais e mesial-ocluso-distal (MOD) causaram 20% e 63% de redução na rigidez do dente, respetivamente. Os autores confirmaram que a perda das cristas marginais foi responsável pela alteração na rigidez do dente.

É imperativo ter um rebordo marginal de dimensão adequada, compatível com a anatomia oclusal, criando uma fossa triangular adjacente pronunciada e uma embrasura oclusal. [1] Loomans *et al*[8] no ano de 2008 estudaram o efeito do contorno proximal na fratura do rebordo marginal de restaurações de resina composta de classe II e concluíram que as superfícies proximais com contorno resultaram em rebordos marginais significativamente mais fortes em comparação com as superfícies rectas.

O rebordo marginal deve sempre formar-se em dois planos buco-lingualmente, encontrando-se num ângulo muito obtuso. Esta caraterística é essencial quando uma cúspide funcional oposta oclui com a crista marginal. Estas características essenciais são necessárias para evitar o alojamento de alimentos que causam danos ao periodonto. [1]

Existem duas forças que actuam sobre as duas cristas marginais, as forças 1 e 2, que têm os seus componentes horizontais, 1H e 2H, que conduzem os dois dentes um em direção ao outro, impedindo assim qualquer impactação proximal de alimentos. As forças verticais 1V e 2V, que actuam verticalmente, são resolvidas normalmente pelo tecido subjacente. A porção do rebordo marginal da restauração deve ser compatível com o rebordo marginal adjacente, ambos os rebordos devem estar aproximados ao mesmo nível e apresentar uma abertura oclusal correcta para a passagem dos alimentos para a superfície facial e lingual (**Figura 10**). [1]

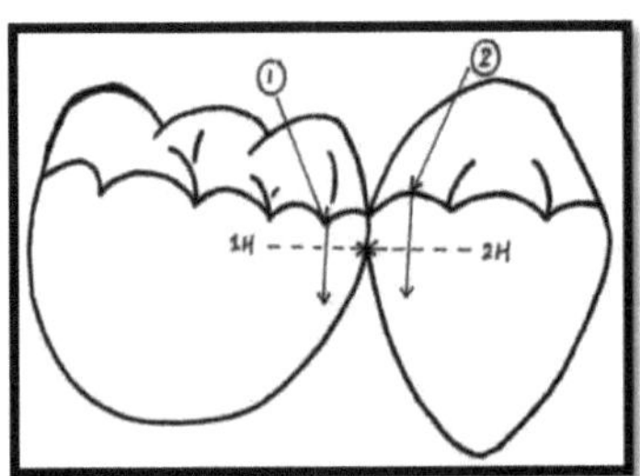

Figura 10 - Forças horizontais e verticais que actuam nas cristas marginais (Cortesia - Marzoek M.A, Simonton A.L., Gross R.D., Cargas H.J. Contacts and contours. Dentisteria operatória: teoria e prática modernas. Ishiyaku Euro America, St. Louis. 1st Edição ;1985.)

2) **Largura biológica -** Em 1977, Ingber *et al*[Q] descreveram a "Largura

biológica" e atribuíram a D Walter Cohen a autoria do termo. O conceito de largura biológica (unidade gengival dentária) foi inicialmente iniciado por uma investigação conduzida por Gargiulo, Wentz e Orban, na qual a distância entre a extremidade apical do sulco gengival e a crista do osso alveolar foi medida em vários espécimes de cadáveres.[10] Gargiulo *et al*[11] estabeleceram que existe uma relação proporcional exacta entre a crista alveolar, a inserção do tecido conjuntivo, a inserção epitelial e a profundidade do sulco, e também relataram as seguintes dimensões médias: Uma profundidade de sulco de 0,69 mm, uma inserção epitelial de 0,97 mm e uma inserção de tecido conjuntivo de 1,07 mm. Com base nisto, a largura biológica é comummente indicada como sendo de 2,04 mm, o que representa a soma das medidas do tecido epitelial e do tecido conjuntivo (**Figura 11**).

A largura biológica é definida como a dimensão do tecido mole que está ligado à porção do dente coronal à crista do osso alveolar. [12]

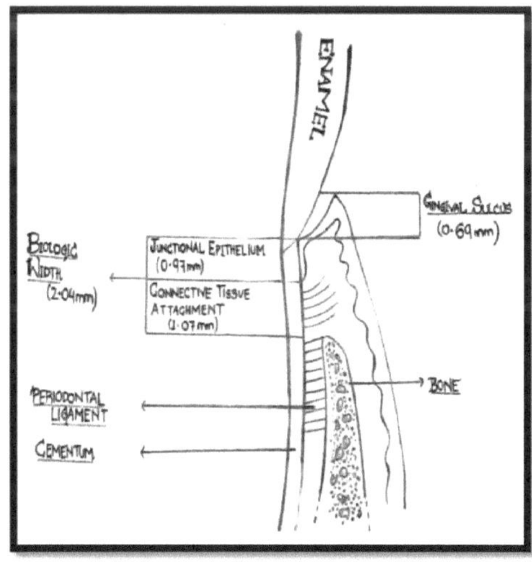

Figura 11 - Largura biológica

(**Cortesia-** Lee EA. Alongamento estético da coroa: classificação, fundamentação biológica e considerações sobre o planeamento do tratamento. Pract Proced Aesthet Dent 2004 ;16(10):769- 78.

https://www.researchgate.net/publication/7993851_Aesthetic_crown_lengt hening_Cla ssification_biologic_rationale_and_treatment_planning_considerations)

A largura biológica é considerada essencial para manter a gengiva saudável, especialmente no caso de dentes que necessitam de restauração.[13] Se houver uma restauração de um dente sem considerar a largura biológica, isso resulta numa má resposta periodontal e no fracasso da restauração. [14]

A dimensão da largura biológica não é sempre constante, depende da área do dente no alvéolo, difere de dente para dente e também da aparência do dente.[12] Foi demonstrado que uma distância de 3 mm entre a margem do preparo e o osso alveolar mantém a saúde periodontal durante 4 a 6 meses. [15] Estes 3 mm agregam, em média, a fixação do tecido conjuntivo supra-crestal (1 mm), o epitélio juncional (1 mm) e o sulco gengival (1 mm). Isto permite uma largura biológica adequada mesmo quando as margens da restauração são colocadas 0,5 mm dentro do sulco gengival. [16]

O impacto da largura biológica é preocupante quando se considera a restauração do dente com uma fratura subgengival ou que foi destruído por cáries subgengivais que se aproximam da crista alveolar. Se um doente sentir ou se queixar de desconforto tecidular quando os níveis da margem da restauração estão a ser determinados, com a ajuda de uma sonda periodontal adequada, indicando que a margem se estende para dentro da inserção, levando à violação da largura biológica.[13] Durante a preparação da restauração, se a margem apical for colocada dentro da largura biológica (ou seja, demasiado perto do osso), é provável que se desenvolva uma zona de inflamação crónica. Existe também hemorragia à sondagem, hiperplasia gengival localizada com uma perda óssea mínima, formação de bolsas, recessão gengival, perda de inserção clínica e perda de osso alveolar, que é o sinal de violação da largura biológica. [15]

O médico tem três opções para a colocação de margens:

1) Localizações supragengivais, 2) Equigengivais, e3) Subgengivais.

1) **Margem supra-gengival** - Tem o menor impacto sobre o periodonto. Devido ao acentuado contraste de opacidade e cor dos materiais de restauração tradicionais em relação ao dente, a localização da margem tem sido aplicada em áreas onde a estética não é necessária. [13]

2) **Margem equigengival** - Devido ao facto de a margem equigengival favorecer uma maior acumulação de placa bacteriana do que as margens supragengival ou subgengival e, por conseguinte, resultar numa maior inflamação gengival, as margens equigengivais não eram tradicionalmente desejáveis. Atualmente, estas preocupações não são válidas, porque as margens da restauração podem ser esteticamente integradas no dente e as restaurações podem ser facilmente acabadas para proporcionar uma interface suave e polida na margem gengival.[17]

3) **Margem subgengival** - Devido a cáries ou quaisquer deficiências dentárias, e/ou para mascarar a interface dente/restauração, as considerações de restauração ditarão periodicamente a colocação de margens de restauração abaixo da crista do tecido gengival. A entrada forçada no espaço periodontal biológico pelos clínicos para retenção adicional levará a doença periodontal iatrogénica com perda precoce da restauração. Se a margem da restauração for colocada muito abaixo da crista do tecido gengival, a restauração irá colidir com a inserção gengival, o que leva à inflamação, que é agravada pelo facto de o paciente não conseguir limpar esta área. [13]

Kina *et al*[18] no ano de 2011 afirmaram que quando as margens subgengivais são indicadas, o dentista restaurador não deve perturbar o epitélio juncional ou o aparelho do tecido conjuntivo. Muitos investigadores correlacionaram que as restaurações subgengivais promovem mais alterações qualitativas e quantitativas na microflora, aumento do índice de placa, aumento do índice gengival, aumento da profundidade da bolsa, aumento da recessão e aumento do fluido gengival.[19]

CORRECÇÃO DA VIOLAÇÃO DA LARGURA BIOLÓGICA

As violações da largura biológica podem ser reformadas através da remoção cirúrgica do osso para longe da proximidade da margem da restauração, ou através da aplicação de forças ortodônticas.

A correção da violação da largura biológica pode ser obtida por dois métodos (**Figura 12**):

a) Alongamento cirúrgico da coroa b) Extrusão Ortodôntica.[13]

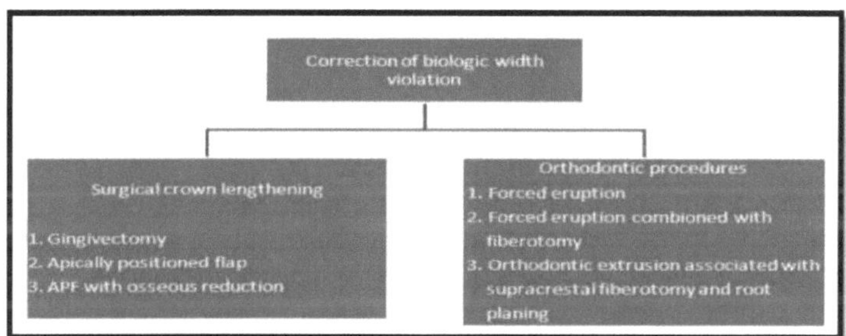

Figura12 -Correção **da largura biológica**

(**Cortesia-** Panikkar P, Khan MR, Yashaswini BS, Jayaswal A, Khanna S, Vandekar M *et al.* Biologic width-knowledge key for restorative dentistry: Uma revisão, 2022.

https://media.neliti.com/media/publications/430822-biologic-width-knowledge-key-for- restora-7b926456.pdf)

3) **Embrasures(Spillways)**- Normalmente definimos quatro embrasures que rodeiam os contactos proximais. Para dentes anteriores - embrasures gengivais, embrasures incisais, embrasure labial e embrasure lingual. Para os dentes posteriores - embrasadura gengival, embrasadura oclusal, embrasadura vestibular e embrasadura lingual (**Figura 13**).

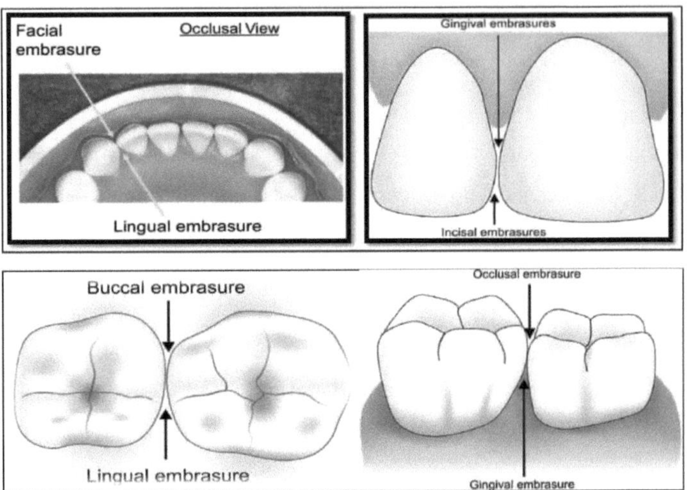

Figura 13- Embrasures para dentes anteriores e posteriores

(**Cortesia-** Garg N , Garg A .Evolução da matriz para restaurações de classe 2. Livro de texto de dentisteria operatória 5th Edition. Jaypee Brothers Medical Publishers Ltd; 2010).

Os espaços que se alargam a partir da área de contacto labial ou bucal e lingual são chamados de **embrasures labiais** ou **bucais** e **linguais**. Estes espaços são contínuos com os espaços interproximais entre os dentes. Acima das áreas de contacto incisal e oclusal, os espaços que são delimitados pelas cristas marginais à medida que se juntam às cúspides e às cristas incisais, são designados por rebordos **incisais** ou **oclusais**, abaixo dos rebordos marginais são designados por rebordos **gengivais.**

A forma das canhoneiras tem dois objectivos

1) Fornece um escoadouro para os alimentos durante a mastigação.

2) Evita que os alimentos sejam forçados a passar pela área de contacto.

4) **Espaços interproximais** - Os espaços interproximais entre os dentes são espaços de forma triangular, normalmente preenchidos por tecido gengival. A base do triângulo é o processo alveolar, os lados do triângulo são as superfícies proximais dos dentes em contacto e o vértice do triângulo está na área de contacto (**Figura 14**). A perda da papila interdentária resultante apenas de danos nos tecidos moles pode ser completamente restaurada por técnicas reconstrutivas, mas a reconstrução é apenas parcial se a perda for devida a doença periodontal grave e reabsorção óssea interproximal.

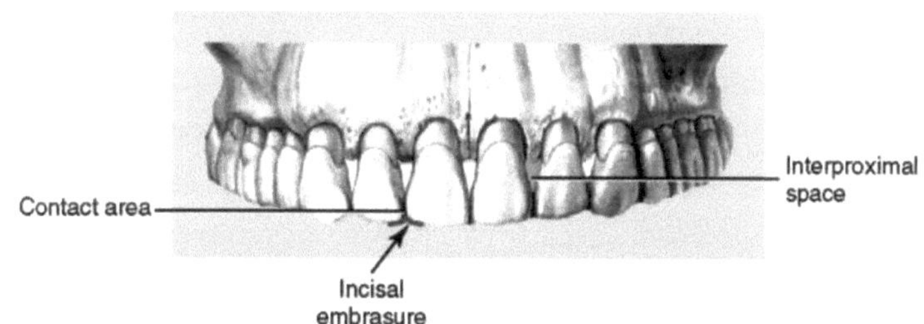

Figura 14 - Espaços interproximais

(Courtesy-https://pocketdentistry.com/3-fundamental-and-preventive-curvatures- proximal-alignment-of-the-teeth-and-protection-of-the-periodontium/)

Normalmente, existe uma separação de 1 a 1,5 mm entre o esmalte e o osso alveolar, pelo que a distância entre a JCE e a crista do osso alveolar é de 1 a 1,5 mm numa oclusão normal, na ausência de doença.

O **tipo de dente** também tem influência sobre os espaços interproximais.

Alguns indivíduos têm dentes que são mais finos no colo do que o normal, este tipo de dentes alarga o espaço.

Os dentes de tamanho excessivo ou de forma invulgar afectam igualmente o espaçamento interproximal.[2]

5) **Tipos/formas de dentes - Existem** três formas diferentes de dentes:

1) **Dentes afilados** - Numa direção inciso-apical, os contactos dos incisivos centrais e laterais superiores afilados começam incisalmente perto dos bordos incisais. Os caninos cónicos têm o contacto mesial próximo dos bordos incisais e a área de contacto distal próxima do centro da superfície distal. No entanto, a área de contacto dos pré-molares começa quase no ângulo axial vestibular do dente e encontra-se na junção da oclusal e do meio 3rd da coroa. Os contactos mesiais dos molares cónicos aproximam-se do ângulo axial mesio-bucal do dente, e o contacto distal dos molares desloca-se para o terço médio da coroa. No entanto, não é possível definir uma posição definitiva para o contacto mesial dos segundos molares inferiores cónicos e para os contactos distais dos primeiros molares que se aproximam.

As embrasuras gengival e lingual são as maiores encontradas em qualquer parte da boca nos dentes anteriores. Nos dentes posteriores, as embrasuras vestibulares são muito pequenas, no entanto, as embrasuras linguais são muito largas no sentido buco-lingual. As embrasuras oclusais são mais largas e profundas do que as embrasuras gengivais **(Figura 15)**.
4

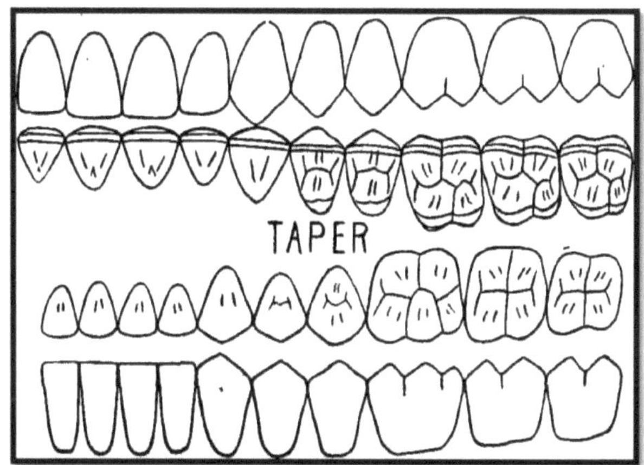

Figura 15- Dentes cónicos

(Cortesia - Taxa AH. Contactos e contornos. J Am Dent Assoc 1940 https://www.sciencedirect.com/science/article/abs/pii/S0002817740770059)

2) **Tipo quadrado - Nos** dentes quadrados, os contactos dos incisivos estão alinhados com os bordos incisais. Os contactos dos cúspides estão relativamente próximos dos bordos incisais e em linha com eles labiolingualmente. O limite oclusal dos contactos posteriores será encontrado no ⅓rd oclusal da coroa. A extensão vestibular do contacto dos molares em 1/3 vestibularrd . A extensão lingual dos contactos dos molares normalmente inclina-se no meio ⅓rd enquanto a extensão gengival está a 1mm da JCE **(Figura 16)**. [4]

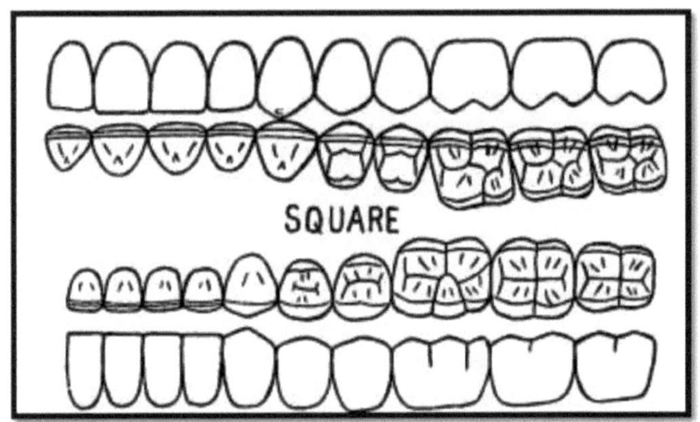

Figura16-Dentes quadrados

(Cortesia - Taxa AH. Contactos e contornos. J Am Dent Assoc 1940 https://www.sciencedirect.com/science/article/abs/pii/S0002817740770059)

3) **Tipo** Ovoide-Numa direção inciso-gengival, os contactos mesiais dos incisivos começam a cerca de um quarto da altura da coroa a partir dos bordos incisais. Numa direção lábio-lingual, começam ligeiramente por lingual em relação aos seus bordos mesiais. O contacto distal encontra-se a 1/3rd 1/2 da altura da coroa a partir do bordo incisal numa direção inciso-gengival. A área de contacto de colocação da cúspide é igual à dos incisivos. A convexidade dos bicúspides e molares tem uma periferia oclusal em direção ao meio 3rd enquanto a periferia vestibular se encontra na junção do meio 3rd . No entanto, o contacto distal da periferia vestibular do molar está alinhado com o sulco central na superfície oclusal **(Figura 17)**. [4]

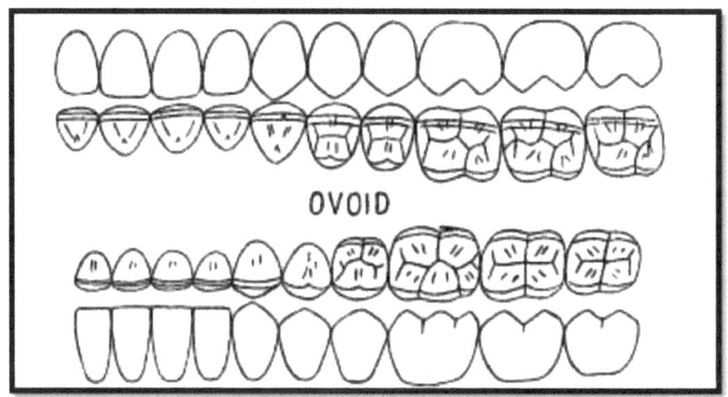

Figura17-Dentes ovóides

(Cortesia - Taxa AH. Contactos e contornos. J Am Dent Assoc 1940

https://www.sciencedirect.com/science/article/abs/pii/S0002817740770059)

Quadro 1 - Características anatómicas das áreas de contacto

Contact	Tapering	Square	Ovoid
Between Incisors	Contact starts at the incisal ridge incisally and little towards the labial, labio- Lingually.	Start at incisal ridge incisally and in line with it labio-lingually	1.Slightly lingual to incisal ridge, labiolingually. 2.Mesial contact start at 1/4 of the crown inciso-gingivally. 3.Distal contact start 1/3 to 1/2 of the crown inciso-gingivally.
Canine	1.Mesial contact at the incisal ridge. 2.Distal contact near the middle. 3. Very angular	1. Close to incisal ridges incisally. 2. In line with them labio-lingually.	1. Close to incisal ridges incisally . 2. In line with them labio-lingually.

Bicuspids	1.Buccal periphery almost at buccal axial angle of tooth. 2.Occlusal periphery at the junction of occlusal and middle third of the tooth. 3.Contact is deviated buccally. 4. Cusps from 1/4 - 1/3 of the crown	1.Buccal periphery more toward buccal axial angle. 2.Occlusal periphery is at occlusal third. 3. Short cusps.	1. Convexity of marginal ridge carries occlusal periphery towards middle third. 2. Buccal periphery at junction of buccal and middle third.
Molars mesial contact	1. Buccal periphery almost at buccal axial angle of the tooth 2. Occlusal periphery at the junction of occlusal and middle third of the crown. 3. Large cusps	1.Buccal periphery more toward buccal axial angle. 2.Occlusal periphery is at occlusal third. 3. Short cusps. 4.Extension lingually stops in the middle third.	1. Convexity of marginal ridge carries occlusal periphery towards middle third. 2. Buccal periphery at junction of buccal and middle third.
Molars distal contact	1.Buccal periphery at the middle third. 2.Occlusal periphery at the middle third. 3. Distal contact of first molar is variable due to position of distal cusps.	More lingually deviated than mesial but not to the extent of the tapering teeth.	Buccal periphery in line with central groove in the occlusal surface.

Embrasures	1. Wide variation 2. Incisal and labial are negligible. 3. Gingival and lingual embrasures between anterior teeth are the widest and longest.	1. Incisal lingual occlusal and buccal embrasures are nil. 2. Gingival embrasures almost not noticeable, if found very narrow and flat. 3. Lingual embrasures are very narrow and long.	1. Incisal , buccal, labial and occlusal embrasures are wider and deeper. 2. Gingival and lingual are short and broad.

(**Cortesia-** Marzoek M.A, Simonton A.L., Gross R.D., Cargas H.J. Contacts and contours. Dentisteria operatória: teoria e prática modernas. Ishiyaku Euro America, St. Louis. 1st Edição ;1985.)

6) **Altura do contorno -** Outra parte integrante da forma e disposição dos dentes é a localização da altura do contorno nas superfícies facial e lingual das coroas dos dentes. A **altura de contorno**, que também é conhecida como **crista de curvatura**, é a maior área de contorno inciso/ocluso- cervical nas superfícies facial e lingual, e é melhor observada quando se observa esses contornos de superfície a partir de um aspeto proximal. Na verdade, as superfícies mesial e distal também têm alturas de contorno, e estão normalmente localizadas nas áreas de contacto. [4]

Jaafar Abduo[18] no ano de 2016 realizou um estudo sobre a alteração do contorno axial após tratamento restaurador e concluiu que a alteração do contorno axial é inevitável após o tratamento restaurador, principalmente sob a forma de aumento do contorno. A alteração do contorno parece estar associada a consequências biológicas negativas. Os principais factores que reduzem estas consequências são a capacidade de limpeza e a manutenção de uma relação saudável entre a restauração e os tecidos moles.

Existem três tipos diferentes de contorno - contorno adequado, subcontorno e sobrecontorno

Tal como acontece com a forma do embrasure, estes contornos ajudam na proteção e estimulação adequadas do tecido gengival. Se o contorno for excessivo, provoca uma estimulação inadequada destes tecidos, o que pode resultar na sua rutura. Por outro lado, quando o contorno é insuficiente, provoca uma sobre-estimulação ou insulto aos tecidos gengivais, o que também pode resultar na sua deterioração. [4]

As superfícies faciais/lingual dos dentes são as seguintes (Figura 18):

1. **Superfícies faciais** - A altura do contorno nas superfícies faciais de todos os dentes anteriores e posteriores está localizada no terço cervical.

2. **Superfícies linguais**:

a. Dentes anteriores - Na superfície lingual dos incisivos e caninos, a altura do contorno encontra-se no terço cervical.

b. Dentes posteriores - A altura lingual do contorno para pré-molares e molares está localizada no terço médio ou oclusal.

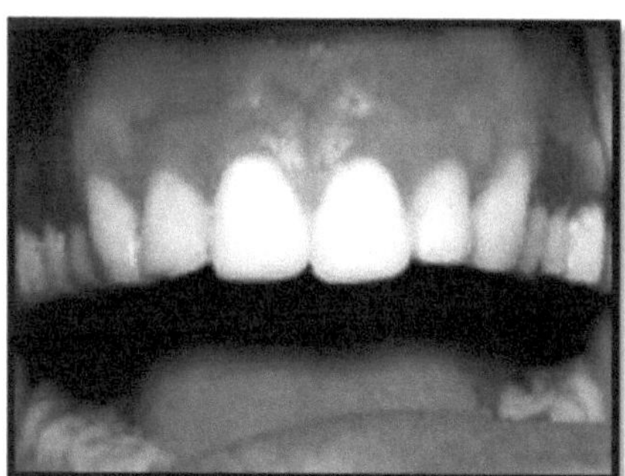

Figura18-Contorno interdentário saudável

(**Cortesia-** Singh Y, Saini M. Desenho do contorno da coroa em prótese fixa: uma área negligenciada. LAMBERT Academic Publishing; 2011.

https://www.researchgate.net/figure/Clinical-photograph-showing-healthy-interdental- contour_fig2_228514379)

No entanto, os problemas clínicos mais comuns estão relacionados com o contorno axial, facial ou lingual incorreto da coroa. O contorno excessivo leva à retenção de alimentos e, portanto, complica o estado periodontal. A papila interdentária é frequentemente negligenciada devido ao desenho incorreto do espaço interdentário **(Figura 19).** [2]

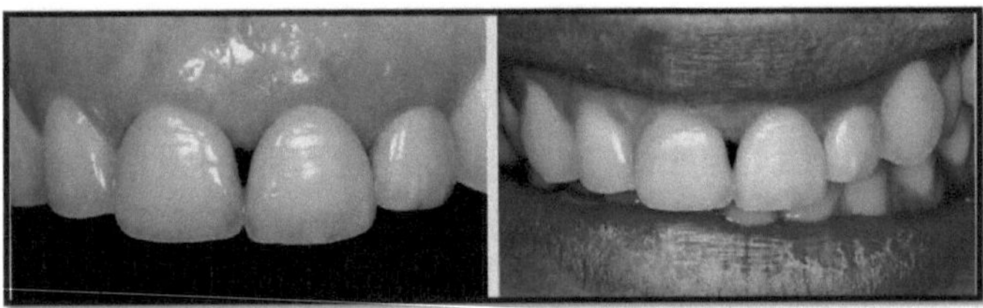

Figura19-Contorno interdentário pouco saudável

(**Cortesia-** Singh Y, Saini M. Desenho do contorno da coroa em prótese fixa: uma área negligenciada. LAMBERT Academic Publishing; 2011.

https://www.researchgate.net/figure/Clinical-photograph-showing-healthy-interdental- contour_fig2_228514379)

Riscos de contacto e contornos defeituosos

Existem vários riscos de reprodução defeituosa do contacto dos dentes em restaurações que dependem principalmente de quatro factores:

A) Tamanho do contacto

B) Configuração dos contactos

C) Contorno

D) Cristas marginais

A) <u>**Tamanho do contacto**</u>

A criação de um contacto demasiado largo, vestibular-lingual ou ocluso-gengival **(Figura 20)**, para além de alterar a anatomia do dente, vai alterar a anatomia do colo interdentário. A área normal em forma de "sela" tornar-se-á larga. Contactos largos produzem uma área interdental que é menos auto-limpável, ou seja, aumenta a suscetibilidade a futuras cáries.

Uma área de contacto demasiado estreita, vestibularmente ou ocluso-gengivalmente **(Figura 21)**, para além de alterar a anatomia do dente, permite que os alimentos sejam impactados verticalmente e/ou horizontalmente na delicada área epitelial não queratinizada. Isto levará a um maior potencial de acumulação de placa microbiológica, o que, por sua vez, pode afetar a saúde periodontal, juntamente com as hipóteses de cárie.

Uma área/ponto de contacto colocado demasiado oclusalmente resultará numa crista marginal achatada à custa do rebordo oclusal **(Figura 22).**

Uma área de contacto colocada demasiado para vestibular ou para lingual resultará numa restauração achatada à custa dos embrasures vestibulares ou linguais **(Figura 23).**

Uma área de contacto colocada demasiado gengivalmente aumentará a profundidade dos encaixes oclusais à custa da área de contacto ou pode também causar alargamento ou impinging do colo interdentário **(Figura 24).**

Um contacto frouxo (aberto) causa a continuidade dos encaixes entre si e com o colo interdentário **(Figura 25)**. Isto permitirá a impactação de alimentos e a acumulação de placas bacterianas, o que conduzirá a problemas periodontais e de cárie.

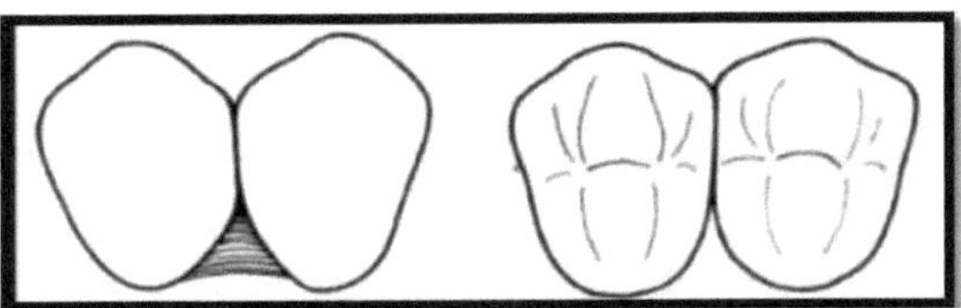

Figura 20-Contacto amplo buco-lingual

(Cortesia- Marzoek M.A, Simonton A.L., Gross R.D., Cargas H.J. Contacts and contours. Dentisteria operatória: teoria e prática modernas. Ishiyaku Euro America, St. Louis. 1st Edição ;1985.)

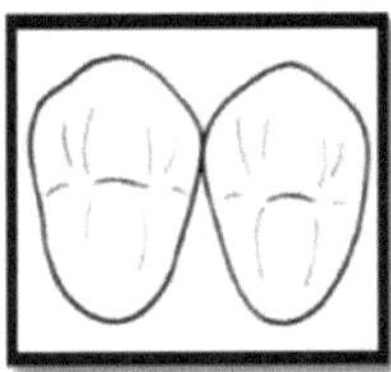

Figura 21- Contacto estreito buco-lingualmente

(Cortesia - Marzoek M.A, Simonton A.L., Gross R.D., Cargas H.J. Contacts and contours. Dentisteria operatória: teoria e prática modernas. Ishiyaku Euro America, St. Louis. 1st Edição ;1985.)

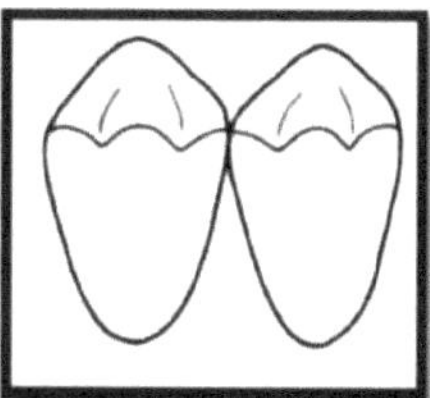

Figura 22- Área de contacto colocada demasiado oclusalmente

(Cortesia - Marzoek M.A, Simonton A.L., Gross R.D., Cargas H.J. Contacts and contours. Dentisteria operatória: teoria e prática modernas. Ishiyaku Euro America, St. Louis. 1st Edição ;1985.)

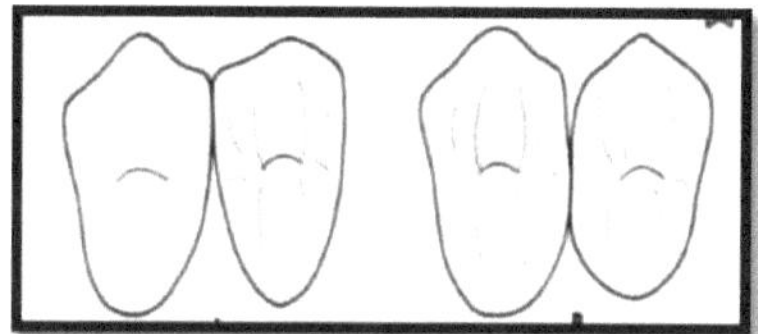

Figura 23 - Área de contacto colocada demasiado para vestibular ou para lingual

(Cortesia - Marzoek M.A, Simonton A.L., Gross R.D., Cargas H.J. Contacts and contours. Dentisteria operatória: teoria e prática modernas. Ishiyaku Euro America, St. Louis. 1st Edição ;1985.)

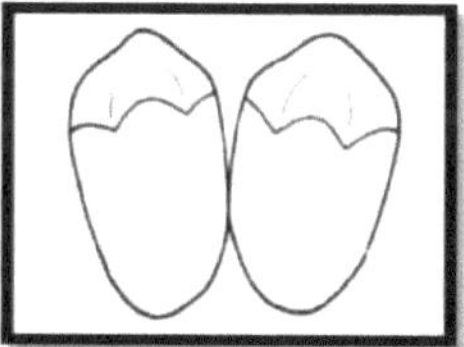

Figura 24 - Área de contacto colocada demasiado na gengiva

(Cortesia- Marzoek M.A, Simonton A.L., Gross R.D., Cargas H.J. Contacts and contours. Dentisteria operatória: teoria e prática modernas. Ishiyaku Euro America, St. Louis. 1st Edição ;1985.)

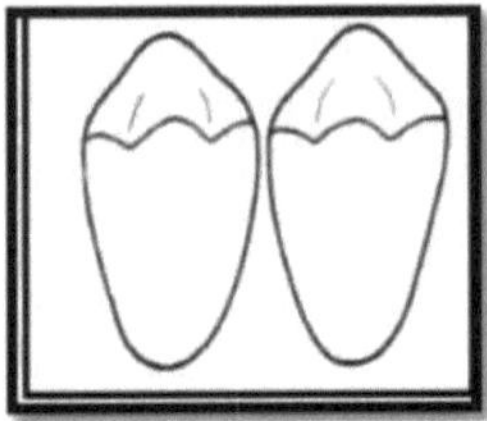

Figura 25 - Área de contacto aberto

(Cortesia- Marzoek M.A, Simonton A.L., Gross R.D., Cargas H.J. Contacts and contours. Dentisteria operatória: teoria e prática modernas. Ishiyaku Euro America, St. Louis. 1st Edição ;1985.)

Por conseguinte, a reprodução adequada do tamanho e da localização das áreas de contacto para imitar a dentição natural é essencial para o sucesso do tratamento e da restauração da superfície proximal.[4]

B) **Configuração dos contactos**

A criação de uma área de contacto que seja plana (convexidade deficiente) pode torná-la demasiado larga a nível bucal, lingual, oclusal e/ou gengival. Por outro lado, uma área de contacto com convexidade excessiva irá diminuir a extensão da área de contacto. Ambas predispõem aos problemas já mencionados de cárie e destruição periodontal **(Figura 26).** [4]

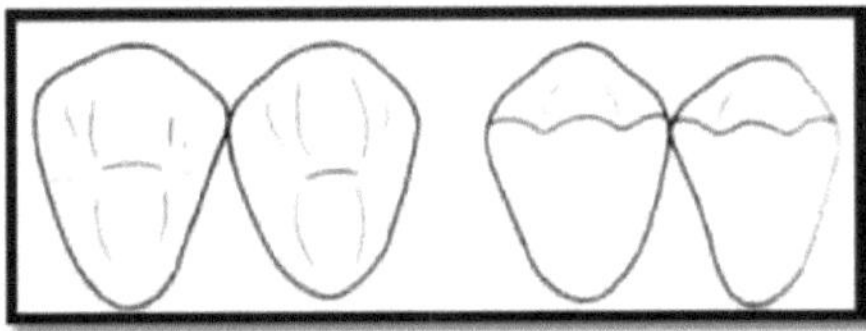

Figura 26 - Área de contacto inadequada

(Cortesia- Marzoek M.A, Simonton A.L., Gross R.D., Cargas H.J. Contacts and contours. Dentisteria operatória: teoria e prática modernas. Ishiyaku Euro America, St. Louis. 1st Edição ;1985.)

C) **Contour-**

i) **Convexidades faciais e linguais -** Verificou-se que as curvaturas convexas verticais nas superfícies faciais e linguais dos dentes mantêm a gengiva sob tensão definitiva e também protegem a margem gengival, desviando o material alimentar desta margem durante a mastigação. Foi revelado que existe sempre mais perigo inerente nas superfícies faciais e linguais dos dentes demasiado convexas do que nas subconvexas. As curvaturas demasiado convexas podem criar um ambiente sem perturbações para a acumulação e o crescimento de ingredientes cariogénicos e da placa bacteriana na margem gengival apical à altura de **(Figura 27).** [4]

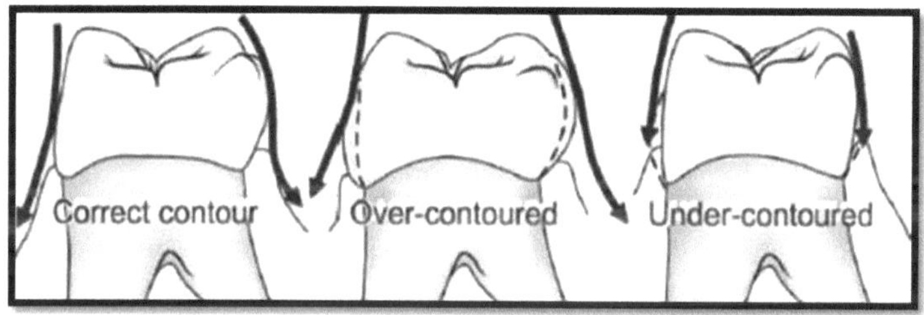

Figura 27- Convexidades faciais e linguais

(Cortesia- Garg N , Garg A .Evolução da matriz para restaurações de classe 2. Livro de texto de dentisteria operatória 5th Edition. Jaypee Brothers Medical Publishers Ltd; 2010**).**

ii) **Concavidades faciais e linguais -** Estas concavidades oclusais à altura do contorno, quer nos dentes anteriores quer nos posteriores, estão envolvidas nas relações estáticas e dinâmicas da oclusão, uma vez que determinam os caminhos para os dentes mandibulares entrarem e saírem do centro. Concavidades deficientes ou mal posicionadas conduzem a contactos prematuros durante os movimentos mandibulares, por outro lado concavidades excessivas podem convidar à extrusão, rotação ou inclinação dos elementos cúspides oclusais para espaços não fisiológicos com os dentes opostos.

As concavidades apicais à altura do contorno são essenciais para a manutenção adequada do periodonto adjacente e devem ser imitadas numa restauração. As concavidades deficientes nestes locais podem criar saliências na restauração, e as concavidades excessivas diminuem a possibilidade de um controlo bem sucedido da placa bacteriana.

Por conseguinte, as curvaturas mesiodistais da restauração devem recriar o contorno original do dente. [4]

iii) <u>**Área do contorno proximal adjacente à área de contacto -**</u> É essencial restaurar o contorno adequado que compreende a porção da superfície proximal que não está envolvida no contacto, ou seja, adjacente à área de contacto. Inclui áreas oclusais, vestibulares, linguais e gengivais da área de contacto. O fabrico de uma restauração que não reproduza as concavidades e a convexidade conduzirá a saliências e sub-saliências da restauração, acumulação de detritos e destruição do periodonto. [4]

D) <u>**Cumes marginais-**</u>

O exemplo seguinte ilustra as consequências que podem ocorrer devido à criação de uma crista marginal defeituosa:

1)Ausência de crista marginal: A força 1 será direccionada para a crista proximal do dente adjacente e a força 2 é direccionada para o mesmo dente, pelo que as forças horizontais 1H e 2H actuarão sobre o mesmo dente, o que tenderá a afastar os dois dentes um do outro. O componente vertical 1V e 2V pode impactar o alimento intraoralmente (**Figura 28**).[1]

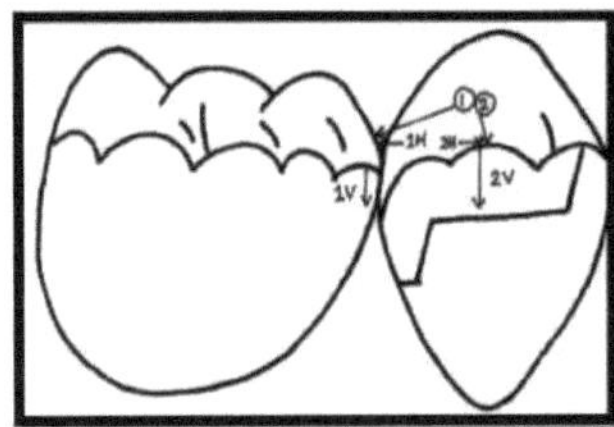

Figura 28 - Ausência de crista marginal

(**Cortesia** - Marzoek M.A, Simonton A.L., Gross R.D., Cargas H.J. Contacts and contours. Dentisteria operatória: teoria e prática modernas. Ishiyaku Euro America, St. Louis. 1st Edição ;1985.)

2 - O **rebordo marginal adjacente não é compatível com a altura**: A restauração da crista marginal mais alta do que a adjacente permitirá que a força 1 (A) incida sobre a superfície proximal da restauração, a componente horizontal 1H (AH) afastará o dente restaurado do dente em contacto e a componente vertical empurrará os detritos interproximalmente, mesmo na presença da força 2 (B), com a sua componente horizontal (BH) a atuar sobre a crista marginal adjacente, existe alguma separação dos dentes, uma vez que a força 2 (B) é demasiado pequena em comparação com a força 1 (A). Ao restaurar a crista marginal mais baixa do que a adjacente, podemos esperar o mesmo movimento do dente, mas o maior movimento será do dente não restaurado **(Figura 29)**. [4]

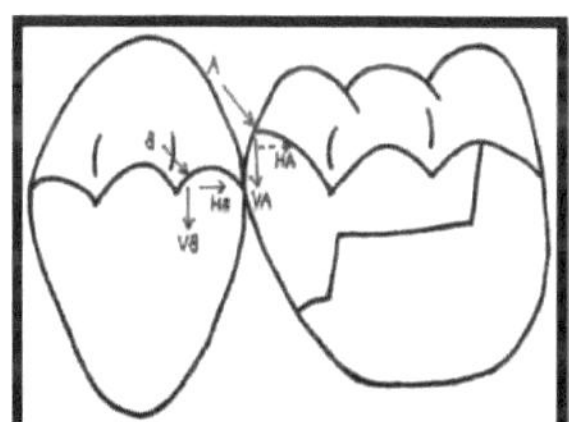

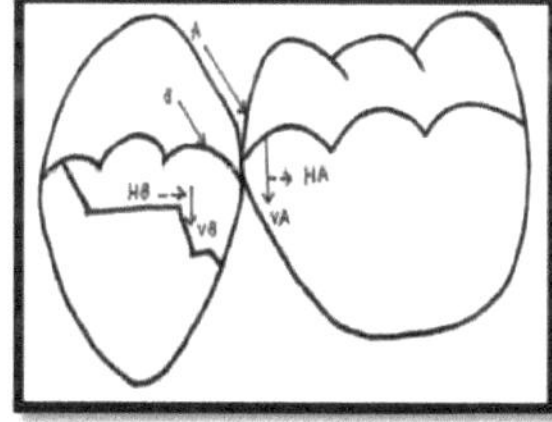

Figura 29- Cumeeira marginal adjacente não compatível com a altura

(**Cortesia**- Marzoek M.A, Simonton A.L., Gross R.D., Cargas H.J. Contacts and contours. Dentisteria operatória: teoria e prática modernas. Ishiyaku Euro America, St. Louis. 1st Edição ;1985.)

3. **Crista marginal sem fossas triangulares**: nesta situação não existem planos oclusais nas cristas marginais, pelo que não existem forças oclusais a atuar 1 e 2, pelo que não existem componentes horizontais 1H e 2H para conduzir o dente em direção um ao outro e a força vertical 1V e 2V irá impactar o alimento inter-proximalmente (**Figura 30**). [1]

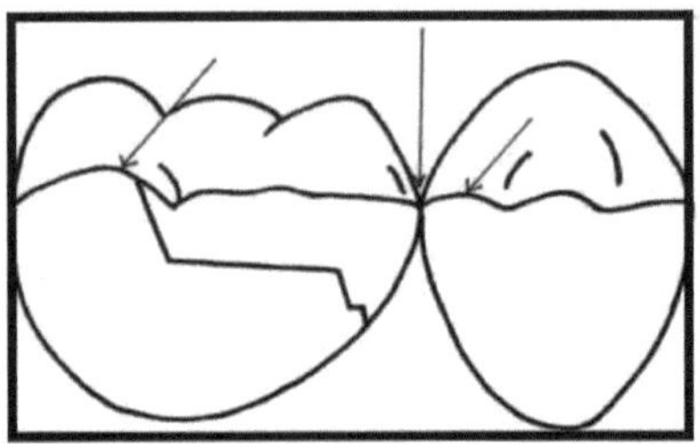

Figura 30 - Crista marginal sem fossa triangular

(**Cortesia-** Marzoek M.A, Simonton A.L., Gross R.D., Cargas H.J. Contacts and contours. Dentisteria operatória: teoria e prática modernas. Ishiyaku Euro America, St. Louis. 1st Edição ;1985.)

4. **crista marginal de** um só plano **na direção buco-lingual - Isto** pode criar o contacto prematuro durante a oclusão funcional e estática. Uma crista marginal de um só plano aumenta a profundidade da fossa triangular adjacente, aumentando a tensão nesta área, e também aumenta a altura da crista marginal no centro, o que desviará os alimentos para longe do canal de entrada (**Figura 31**). [4]

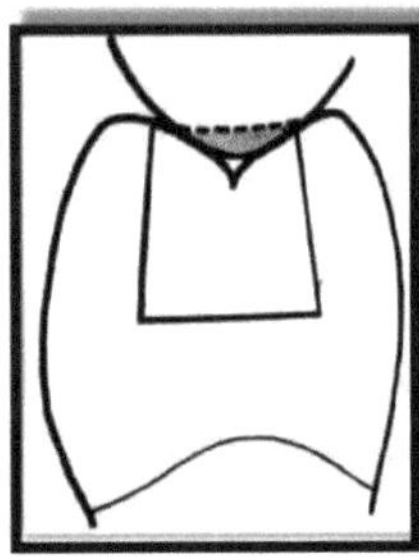

Figura 31- Crista marginal aplainada simples em direção buco-lingual

(**Cortesia-** Marzoek M.A, Simonton A.L., Gross R.D., Cargas H.J. Contacts and contours. Dentisteria operatória: teoria e prática modernas. Ishiyaku Euro America, St. Louis. 1st Edição ;1985.)

5. **crista marginal fina na parte mesio-distal**: Será suscetível de fratura

ou deformação, conduzindo aos problemas da crista marginal defeituosa anteriormente mencionada (**Figura 32**). [1]

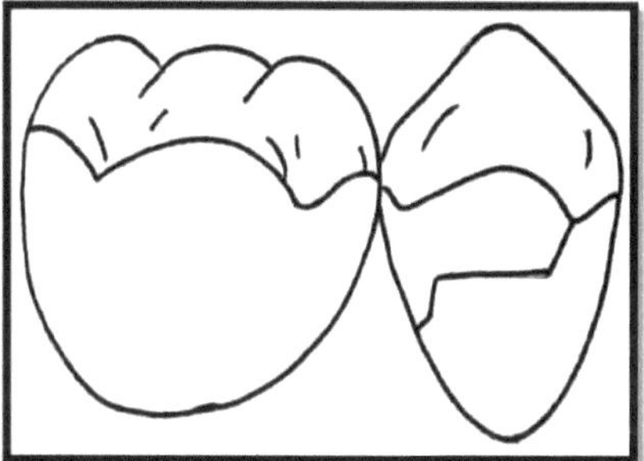

Figura 32 - Cristas marginais finas em direção mesio-distal.

(**Cortesia-** Marzoek M.A, Simonton A.L., Gross R.D., Cargas H.J. Contacts and contours. Dentisteria operatória: teoria e prática modernas. Ishiyaku Euro America, St. Louis. 1st Edição ;1985.)

Sistema matricial

Durante o processo de restauração, o sistema de matriz isola um dente do outro e cria uma parede na superfície de um dente onde não existe nenhuma. Os sistemas de matriz ajudam a formar contactos interproximais adequados, ajudam a moldar as restaurações e mantêm o flash afastado, o que não só poupa o tempo de limpeza do clínico, como também poupa os pacientes de potenciais problemas periodontais.[19]

Requisito ideal de uma matriz dentária :

- Deve ser rígido.
- Deve recriar a forma natural do dente e o contacto interproximal.
- Deve selar as áreas da parede proximal e gengival.
- Deve ter uma espessura mínima.
- Deve ser flexível.
- Deve ser bio-compatível.
- Deve ser estável.
- Deve ter uma transmitância óptima adequada.[20]

O sistema matricial, consoante a localização, pode ser de dois tipos:

a)Sistema da Matriz Anteriorb)

Sistema da

Matriz Posterior

Sistemas de Matriz Anterior

Os materiais de cor dentária são os materiais de restauração direta mais utilizados para restaurações envolvendo dentes anteriores. No cenário atual, as restaurações em compósito, para além de proporcionarem excelentes propriedades físicas, também oferecem propriedades ópticas que permitem obter restaurações com uma aparência de vida numa base consistente. Embora tenha havido uma grande melhoria no manuseamento dos compósitos modernos, o desenvolvimento de bons contactos interproximais e de contornos anatómicos adequados continua a ser uma preocupação. A utilização correcta do sistema de matriz pode ser fundamental para ultrapassar este problema.

Os sistemas de matrizes para a região anterior podem ser de vários tipos, mas na sua maioria podem ser classificados em **flexíveis e rígidos**.

As matrizes flexíveis incluem a popular tira de mylar e os modelos de talas moles que podem ser um desafio, uma vez que não têm a capacidade de contornar grandes áreas, o que leva a contactos e contornos irregulares.

As matrizes rígidas incluem índices de massa de vidraceiro e bandas de matrizes seccionais posteriores pré-contornadas, ambas opções viáveis em determinadas situações, mas na maioria das vezes as matrizes posteriores são incómodas e difíceis de utilizar quando se restauram múltiplas superfícies em dentes anteriores. [21]

Classificação

A classificação mais recente **(Figura 33)** baseia-se na necessidade de um sistema de matriz transparente, de um sistema de matriz não transparente e de um sistema de matriz rígida.

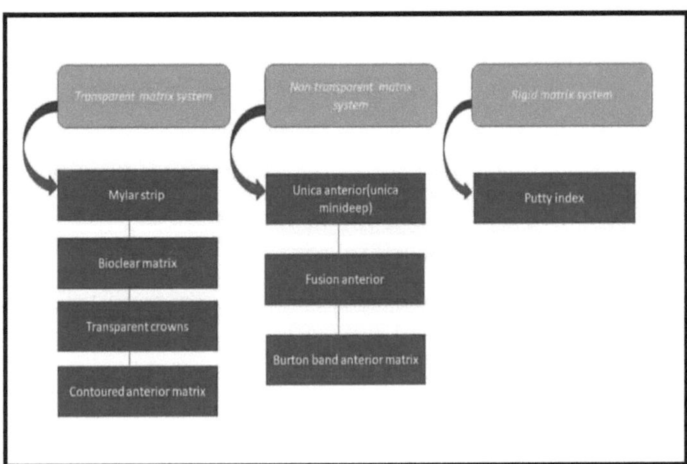

FIGURA 33: Classificação do sistema matricial anterior

(Cortesia-. Urkande NK, Mankar N, Nikhade PP, Chandak M, Ikhar A, Patel A *et al.*
Sistemas de matriz anterior para restaurações de compósito: Uma revisão. Cureus.2023.

https://www.ncbi.nlm.nih.gov/pmc/articles/PMC10166279/)

i. Sistema de Matriz Transparente:

Trata-se de tiras de matriz transparentes utilizadas para restaurações com a cor dos dentes, uma vez que permitem a transmissão de luz durante a polimerização. [22]

1. Fita Mylar

A tira Mylar é indicada para restaurar preparações dentárias de Classe III e Classe IV com materiais de restauração de cor dentária. [23] Quando o dente adjacente tem uma região de contacto plana, a tira Mylar pode ser aplicada utilizando uma técnica de tração **(Figura 34)**. [22] São as mais utilizadas por serem simples de usar e económicas. [23] No entanto, a flexibilidade desta matriz quando utilizada isoladamente torna difícil o contorno de grandes áreas, levando a contornos inconsistentes. Além disso, a estabilização da matriz durante a restauração de lesões próximas é uma preocupação frequente.[24]

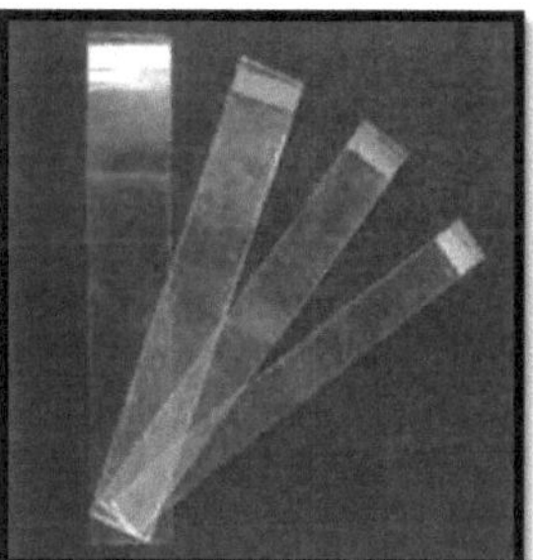

Figura 34 - Fitas de silicone

(Cortesia - Raghu R , Srinivasan S. Matrizes. Princípios e prática da medicina dentária clínica operativa. Emmess Medical Publishers. 2nd Edition; 2011.))

2. Sistema Bioclear Matrix

O sistema de matrizes Bioclear foi introduzido no ano de 2007 pelo Dr. David Clark. Podem ser utilizadas para procedimentos estéticos onde é necessário restaurar pequenas áreas e têm menos curvatura do que as matrizes de fecho de diastemas **(Figura 35)**. No entanto, também podem ser utilizadas para restaurações anteriores e posteriores. A estrutura anatómica da matriz bioclear permite uma reparação previsível ou alterações no perfil emergente de um dente. A matriz pode ser utilizada sem cunha para fechar áreas estreitas com um grande contacto. A papila estabiliza e sela minimamente a matriz quando esta é colocada no sulco. As matrizes anatomicamente formadas da bioclear permitem que o compósito seja injetado/colocado no sulco sem o risco de uma margem saliente. A matriz alisa e contorna o compósito interproximal. [25]

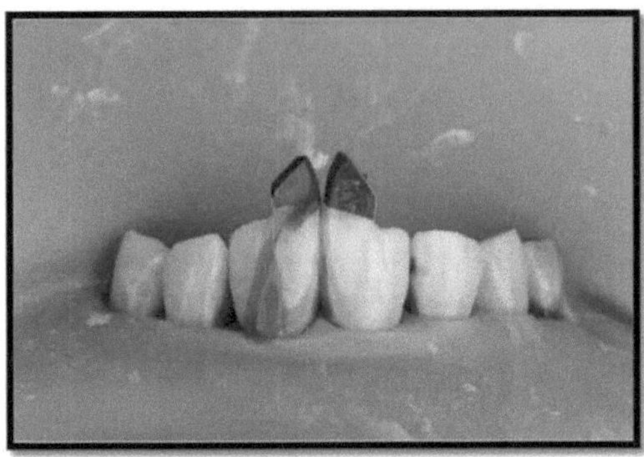

Figura 35- Sistema Bioclear Matrix

(Cortesia- Hussien AO, Ibrahim SH, Essa ME, Hafez RM. Restauração do triângulo negro com matriz bioclear versus método convencional de matriz de celuloide: Um ensaio clínico randomizado. BMC Oral Health. 2023 ;23(1):40**2**.)

Características

Têm uma excelente adaptação cervical, superior às tiras planas de Mylar, preservam a papila gengival, têm uma seleção fácil da matriz e a aba incisal de cada matriz indica a orientação correcta.[22]

Indicações de utilização

Todos os casos anteriores podem ser tratados com o kit de matrizes anteriores bioclear. As matrizes anteriores padrão da Bioclear são utilizadas tanto em dentisteria de restauração de rotina como em procedimentos estéticos para desenvolver perfis de emergência novos e exagerados. As matrizes de fecho de diastemas são utilizadas para fechar diastemas com mais de 1 mm, bem como para fechar grandes triângulos pretos.[22]

Hussein *et al*[26] no ano de 2023 verificaram que o triângulo preto com matriz bioclear era capaz de proporcionar uma estética superior, uma boa adaptação marginal e propriedades biológicas adequadas.

3. Coroa transparente

Por mais de três décadas, os dentes anteriores danificados e cariados têm sido restaurados usando a coroa transparente de celulose (também chamada de **coroa de tira**) **(Figura 36)**. Estes formadores de coroa baratos e eficientes podem ser utilizados em odontopediatria, onde se verificou que têm uma taxa de sucesso superior a 80%. A sua grande durabilidade e desempenho de retenção são usados para produzir restaurações de resina composta colada em incisivos primários. No entanto, também podem ser utilizados, quando necessário, na dentição permanente de pacientes de todas as idades. Muitos dos tamanhos pré-formados são substancialmente maiores do que o incisivo primário normal e assemelham-se mais ao tamanho da dentição permanente. [27]Quando os tecidos dentários foram perdidos de muitas superfícies, geralmente como resultado de cáries ou traumatismos, são tradicionalmente utilizados para restaurações coronárias completas primárias. Também são frequentemente utilizados no desenvolvimento de incisivos microdontes. [22]

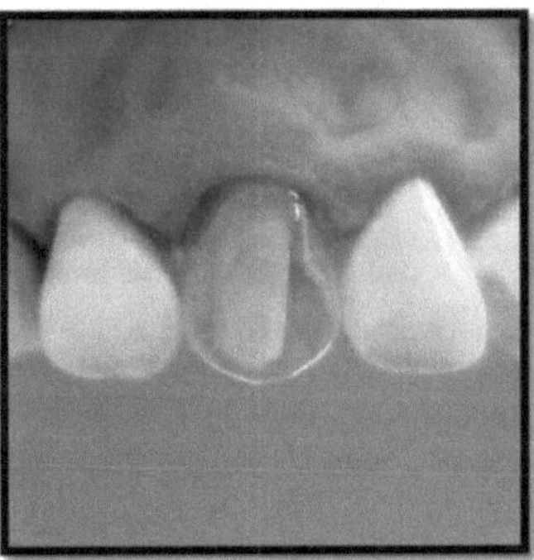

Figura 36 - Coroa transparente

(Cortesia - Raghu R , Srinivasan S. Matrizes. Princípios e prática da medicina dentária clínica operativa. Emmess Medical Publishers. 2nd Edition; 2011**)**.

Pooja *et al*[28] , no ano de 2021, publicaram um artigo que enfatizava a utilização de coroas de tiras no tratamento de dentes cariados primários anteriores e concluíram que eram

a opção mais preferida devido à sua estética superior, facilidade de utilização e durabilidade.

4. Matriz Anterior Contornada

(a) Banda da matriz em forma de S:

São utilizados para restaurar a parte distal do canino e do pré-molar. Neste caso, pega-se numa banda de matriz de aço inoxidável e torce-se em forma de "S" com a ajuda de um cabo de espelho bucal. A tira contornada é colocada interproximalmente sobre a superfície facial do dente e a superfície lingual do pré-molar. Pode utilizar mais massa de impressão e cunhas para estabilização. **(Figura 37)**

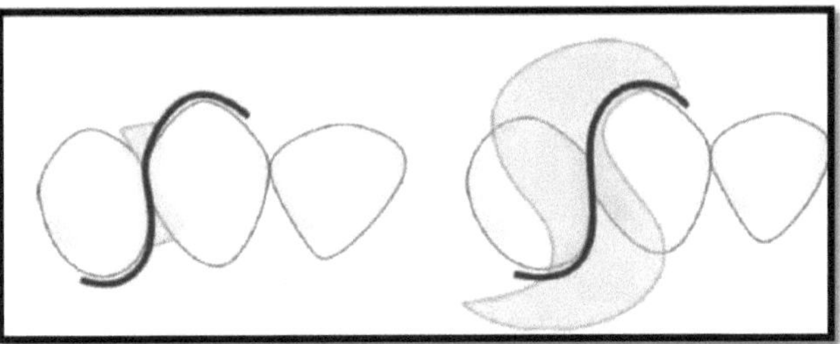

Figura37- Banda de matriz em forma de S

(Cortesia- -Garg N , Garg A .Evolução da matriz para restaurações de classe 2. Livro de texto de dentisteria operatória 5th Edition. Jaypee Brothers Medical Publishers Ltd; 2010)

Indicações:

- Para restaurar a parte distal do canino e do pré-molar
- Restaurações de ranhuras de classe II.

Vantagens:

- Proporciona um contorno ideal para restaurações de classe III na superfície distal dos caninos.

Desvantagens:

- É difícil de aplicar e remover.[23]

b) Blue View Varistrip

Trata-se de uma matriz anterior com contornos que proporciona a curvatura e a altura de banda ideais para todas as restaurações anteriores **(Figura 38)**. Esta tira de plástico tem 0,05 mm de espessura e pode ser colocada interproximalmente e depois deslizada até que a altura do dente esteja exatamente alinhada. A sua tonalidade azul acrescenta contraste entre a matriz e a estrutura do dente sem dificultar a polimerização da resina composta. Pode ser utilizado para restaurações de classe IV e fecho de diastemas. 22

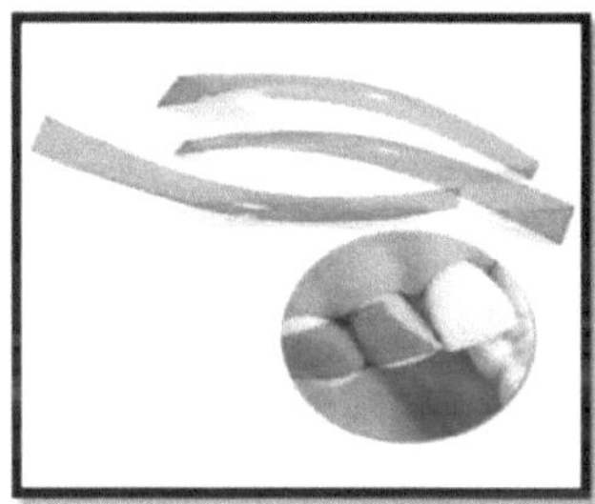
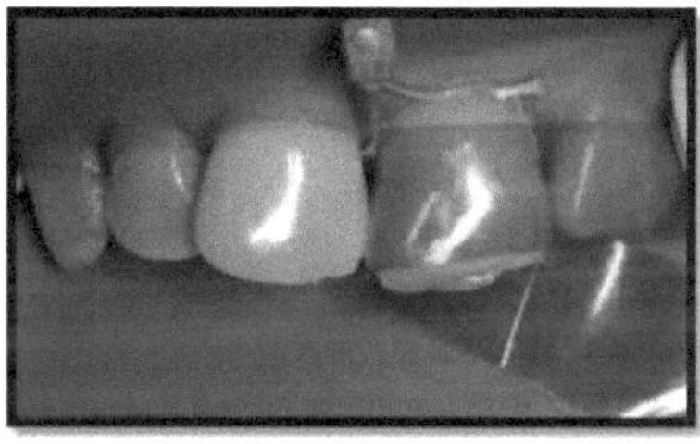

Figura 38: Varistrip de vista azul

(Cortesia-**https://www.garrisondental.com/products/blue-viewtm-varistriptm-anterior-matrices)**

5. Outro sistema de Matriz Transparente -

a) Matriz cervical transparente pré-formada

São matrizes cervicais de plástico transparente que estão disponíveis em vários contornos para dentes anteriores e posteriores. Pode ser utilizada tanto para restaurações de resina composta fotopolimerizável como para restaurações de ionómero de vidro. **(Figura 39)**

Indicações:

Restaurações de classe V com resina composta ou restaurações de ionómero de vidro modificado por resina.

Vantagens:

Proporciona um bom contacto e contornos para a restauração.

Desvantagens:

Caro.[23]

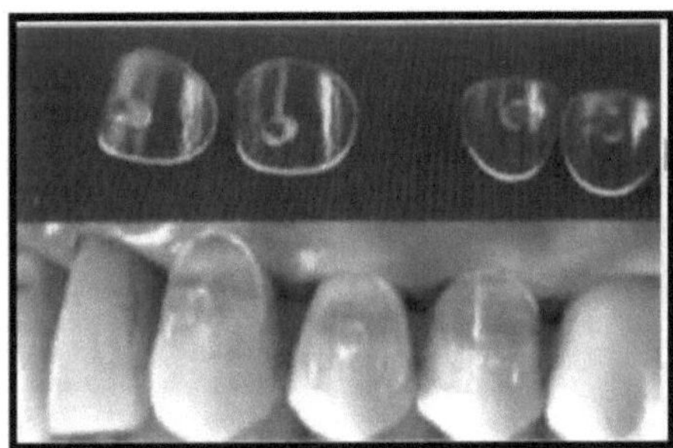

Figura39 - Matriz cervical transparente pré-formada

(Cortesia - Raghu R , Srinivasan S. Matrizes. Princípios e prática da medicina dentária clínica operativa. Emmess Medical Publishers. 2nd Edition; 2011).

b) 360º Matriz Cervical

A Matriz Cervical 360□ cria margens gengivais bem seladas e uma estética de qualidade para restaurações de Classe V. A polimerização pode ser feita facilmente através destas matrizes transparentes dando um acabamento tipo espelho **(Figura40)**. É constituída por uma pega rotativa e três posições de aderência para um acesso fácil **(Figura 41)**. [22]

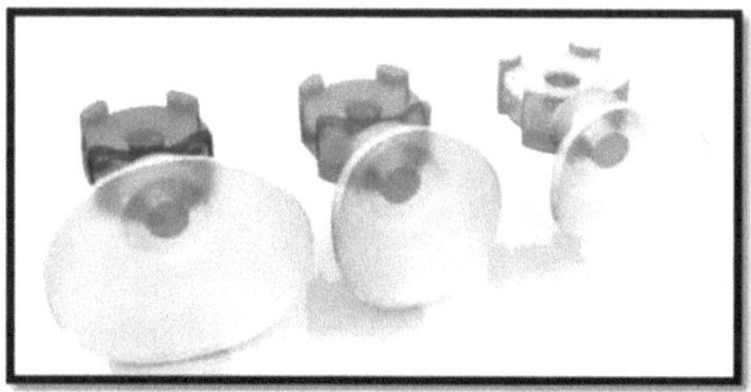

Figura40- Matriz cervical 360o

(Cortesia-https://www.dentalproductshopper.com/matrix-systems/matrix-bands/360- cervical-matrix-0)

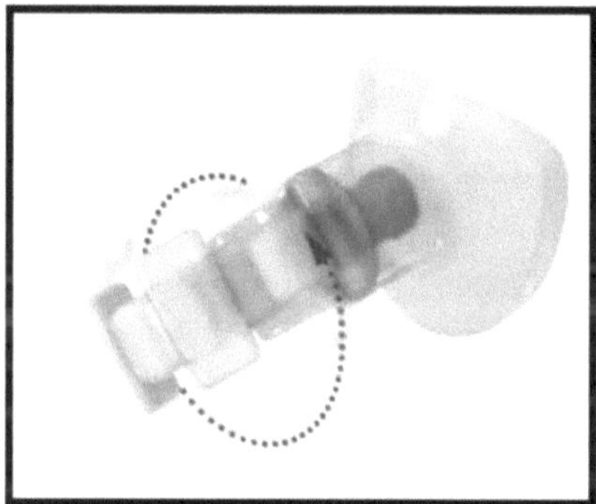

Figura 41- Punho rotativo (Cortesia- https://triodent.com/wp-content/uploads/2014/02/360-Cervical-Matrix-Guia rápido.pdf)

ii. Sistema matricial não transparente

1. Unica Anterior

É desenvolvido pela Polydentia em parceria com a Style Italiano.

Indicações

O sistema de matriz anterior Unica está indicado em restaurações anteriores de Classe III, IV e V e em facetas directas de compósito.

Características

Unica anterior é uma matriz fácil e adequada e é rentável. A forma curva de Unica anterior responde às várias morfologias dos dentes anteriores e permite a restauração simultânea das margens proximal e cervical, reduzindo consideravelmente o tempo de cadeira **(Figura 42)**. Restaura anatomicamente as margens proximais para o seu perfil contornado e gere facilmente a área cervical para a previsibilidade da restauração e retração gengival. As asas de colocação na matriz permitem um posicionamento rápido e eficiente.[22]

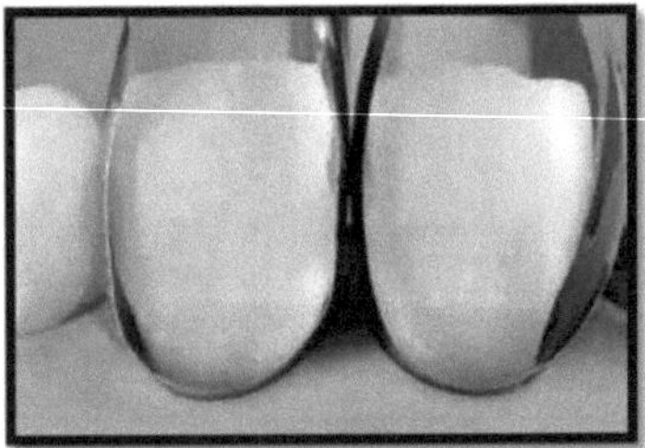

Figura 42- Unica anterior (Cortesia- https://polydentia.ch/en/prodotto/unica-anterior-matrix/)

2. Unica Minideep

É especialmente fabricada utilizando uma liga maleável que assume a forma necessária para dentes anteriores mais pequenos. A melhor matriz para restaurações estéticas, tais como facetas de compósito de estratificação direta e modificações de forma dos incisivos centrais superiores, bem como para as Classes III, IV e V directas **(Figura 43)**.

Indicação

O Unica minideep é indicado para incisivos laterais maxilares e mandibulares, incisivos centrais mandibulares, dentes conóides, dentes triangulares, laterais em cavilha e dentes com diâmetros cervicais estreitos. [22]

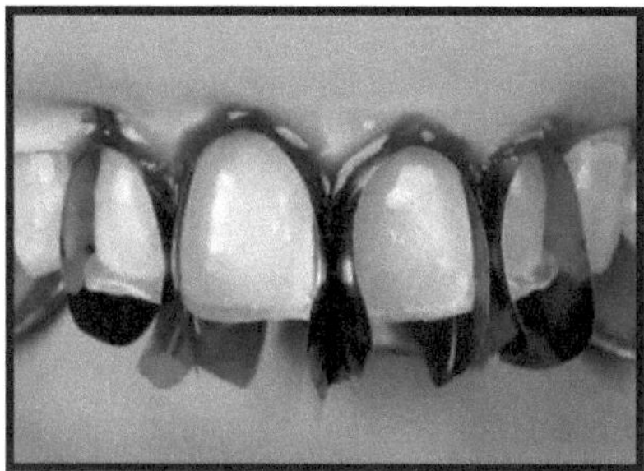

Figura 43- Unica Minideep (Cortesia- https://polydentia.ch/en/prodotto/unica-minideep-anterior-matrix/)

Amaro *et al*[29] no ano de 2021 apresentaram um relato de caso de restauração de um dente anterior utilizando o sistema de matriz anterior Unica. Verificaram que este sistema tem um bom prognóstico a longo prazo com resultados estéticos e funcionais satisfatórios.

3. Sistema de Fusão Anterior Matrix

O Sistema de Matriz Anterior de Fusão foi introduzido pela Garrison Dental (**Figura 44**). A matriz robusta de aço inoxidável desliza sem esforço para dentro do sulco, mantendo a sua forma e contorno sem distorção. Deste modo, é produzida uma curvatura anatómica adequada numa orientação gengivo - incisal e lingual facial quando corretamente inserida. A cunha anterior de fusão é utilizada para ajudar a preservar esta posição anatómica ideal, assegurando um selamento estanque no terço cervical da face para a língua. Estas cunhas curvas centram-se na colocação do compósito e simplificam o procedimento de restauração.

Indicações

Estes são indicados em restaurações anteriores como coroas de Classe III e IV e facetas de compósito.

Características

Proporciona um selamento firme na margem cervical e mantém a anatomia ideal de um dente. O desenho exclusivo em "T" assenta profundamente na região interproximal, reduzindo o "triângulo negro". Para restaurações mais profundas, as fortes bandas de matriz metálica são substancialmente mais finas do que as típicas tiras de plástico e podem ser colocadas através dos contactos existentes e no sulco. [22]

A curvatura extrema e distinta da cunha Fusion Anterior envolve firmemente a banda à volta do dente e mantém-na no lugar. Deslizam suavemente ao longo da papila interdentária, permitindo uma separação máxima dos dentes e ajudando a evitar triângulos negros.[21]

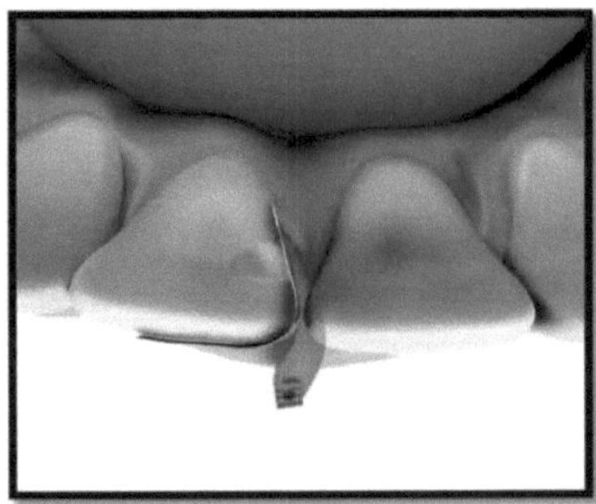

Figura 44- Sistema de matriz anterior de fusão

(Cortesia- https://www.garrisondental.com/products/fusiontm-anterior-matrix- system)

Schmedding[21] no ano 2021 descobriu que o sistema de matriz de fusão pode ser utilizado para estabelecer bons contactos e contornos na região anterior, onde a importância primordial não é apenas de um ponto de vista estético, mas também funcional.

4. Sistema de Matriz Anterior Burtonbands

Foram concebidos pelo **Dr. Matthew Burton**. Oferece uma reparação constante, fiável e eficaz. Nesta matriz metálica de 38 mícrones é fixada a uma cunha de plástico. A extremidade entalhada da cunha encaixa na posição, estabilizando a matriz e libertando ambas as mãos para a restauração. **(Figura 45)**

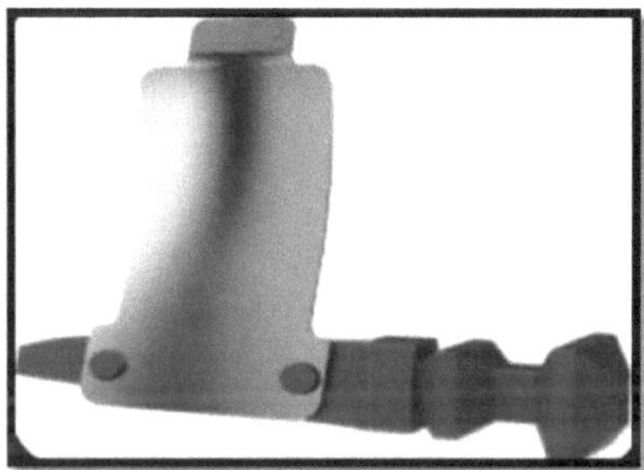

Figura 45 - Sistema de matriz anterior de Burtonbands (Cortesia-https://burtonbands.com/burtonbands-anterior-kit/)

Vantagens:

- Acesso completo ao restauro
- Simples / Fácil de colocar.
- O controlo do contorno e do contacto proximal é possível devido à capacidade de polimento da matriz metálica e a um perfil mais estreito do que as tiras de plástico
- Sele a margem gengival. [22]

5. Outro sistema matricial não transparente

a) Folha de alumínio

A matriz de folha de alumínio é utilizada para restaurações GIC convencionais. Podem ser pré-moldadas e cortadas de acordo com a gengiva 3rd das superfícies vestibular e lingual dos dentes. A banda é ajustada de modo a estender-se 1-2 mm circunferencialmente para além das margens da cavidade. Depois de colocar o cimento, a matriz pode ser adaptada com a ajuda de uma pinça e, mais tarde, pode ser removida. **(Figura 46)**

Indicações:

Para restaurações GIC de classe V.

Vantagens:

- Simples e fácil de utilizar.
- Proporciona um contorno ótimo para as restaurações.

Desvantagens

- Não indicado para restaurações de compósito de classe V. [23]

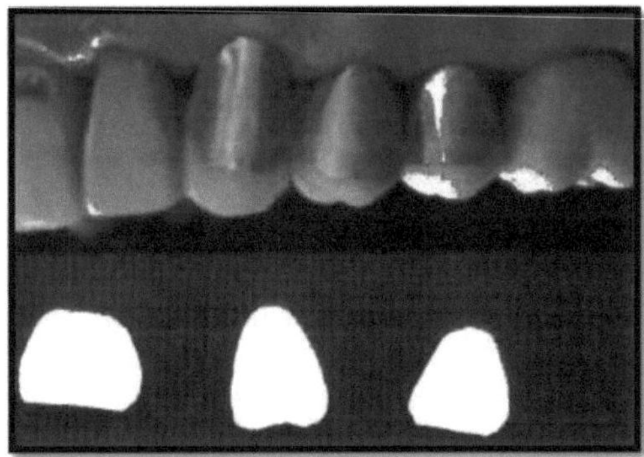

Figura46-Folha de estanho

(Cortesia - Raghu R , Srinivasan S. Matrizes. Princípios e prática da medicina dentária clínica operativa. Emmess Medical Publishers. 2nd Edition; 2011**)**.

b) Colares de alumínio ou de cobre

Os colares de alumínio ou cobre são pré-formados de acordo com o terço gengival das superfícies vestibular e lingual do dente. Podem ser ajustados a casos específicos para cobrir 1 a 2 mm da superfície do dente circunferencialmente às margens da cavidade. Em seguida, são montados na ponta de um bastão de composto amolecido que pode ser utilizado como pega. A cavidade é então preenchida com o material de restauração e o colarinho ajustado é aplicado no dente até que o ajuste inicial termine **(Figura 47)**. [23]

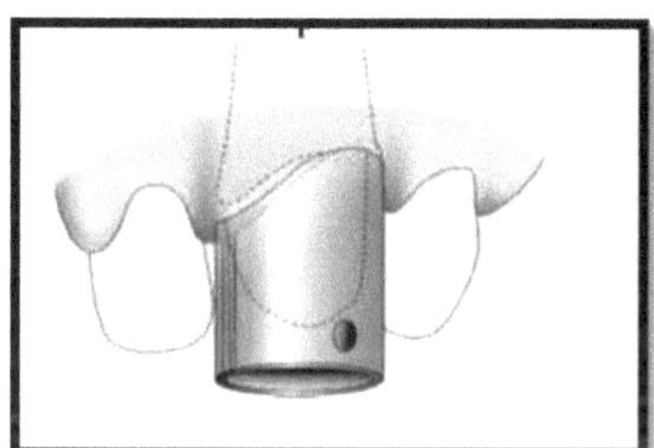

Figura47: Colar de cobre

(Cortesia- Garg N , Garg A .Evolução da matriz para restaurações de classe 2. Livro de texto de dentisteria operatória 5th Edition. Jaypee Brothers Medical Publishers Ltd; 2010**)**.

c) Matriz de janelas

A matriz de janela é uma modificação da matriz de Tofflemire que pode ser usada para restaurações de amálgama de Classe V. Neste caso, é aplicado um retentor de Tofflemire contra-angular no lado lingual e é cortada uma janela na banda que é mais pequena do que o contorno da cavidade. Através desta janela, a amálgama pode ser condensada e contornada. Podem ser colocadas cunhas interproximais para estabilizar a banda. [23]

iii. Sistema de matriz rígida

1. Índice de massa de vidraceiro modificado com fita de Mylar

Um índice de massa dos incisivos é feito quando o defeito a ser corrigido nos dentes incisivos é construído utilizando a técnica direta ou a técnica indireta. O índice é criado utilizando materiais de massa de silicone de adição ou de condensação, sendo o material de massa de silicone de adição o preferido.

O índice de massa de vidraceiro é colocado na superfície palatina para a inserção do compósito após a aplicação do ácido e do agente de ligação na superfície do dente a ser reparado. Nesta fase, é colocada uma tira de mylar sobre o dente adjacente para evitar a adesão do material compósito. Com um índice de massa de vidraceiro sozinho ou em combinação com uma matriz flexível como a tira de mylar, a restauração de resina composta é colocada nos dentes anteriores. [23]

Uma alternativa é utilizar um índice de silicone transparente. No entanto, a caraterística pegajosa do silicone pode criar dificuldades nesta construção. O silicone transparente permite a polimerização da resina composta através do material de silicone transparente, bem como a transferência da morfologia do dente do molde encerado para a boca. O índice é enrijecido pela massa, e o uso de resinas compostas que polimerizam por luz é possível graças ao silicone transparente. Este método pode ser utilizado para reparar um único dente ou uma fila de dentes. Os defeitos proximais maiores requerem uma matriz de índice de massa mais forte e de melhor suporte para restaurar satisfatoriamente o contorno e a forma de contacto aceitáveis, ao contrário dos defeitos mais pequenos, em que uma tira de mylar flexível será suficiente **(Figura 48)**. Adicionalmente, os defeitos que se estendem das superfícies labial e palatina **(Figura 49)** necessitarão de um índice de massa mais rígido (defeitos de passagem).[22]

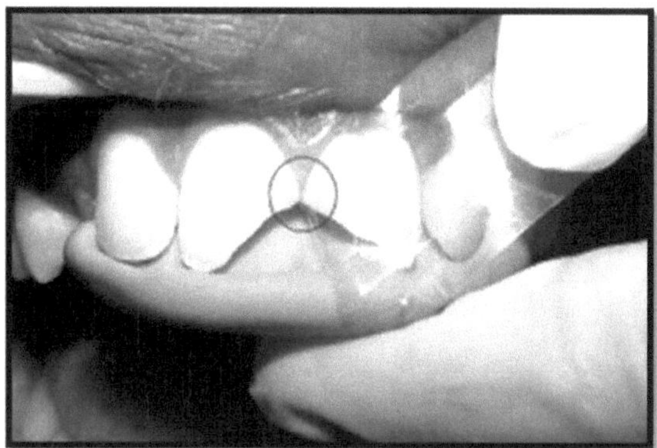

Figura 48 - Fita de silicone e índice de massa de vidraceiro no dente do paciente (pré-operatório)

(**Cortesia-**. Urkande NK, Mankar N, Nikhade PP, Chandak M, Ikhar A, Patel A *et al.* Sistemas de matriz anterior para restaurações de compósito: A review cureus. Int Endo J 2023.
https://www.ncbi.nlm.nih.gov/pmc/articles/PMC10166279/)

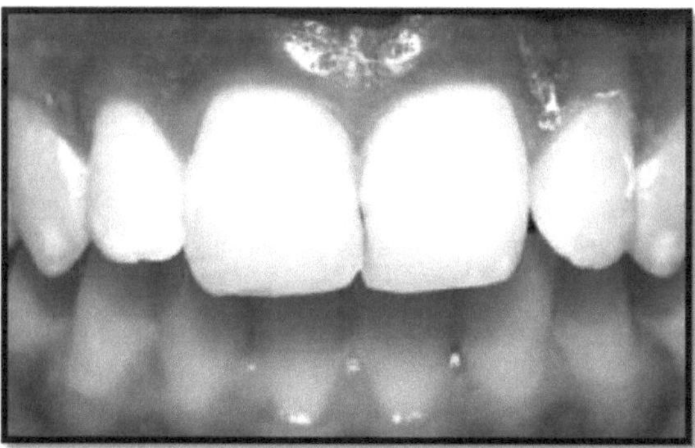

Figura 49- Construção de compósito efectuada com fita Mylar e massa de vidraceiro (Pós-operatório)

(**Cortesia-**. Urkande NK, Mankar N, Nikhade PP, Chandak M, Ikhar A, Patel

A *et al.* Sistemas de matriz anterior para restaurações de compósito: A review cureus. Int Endo J 2023.

https://www.ncbi.nlm.nih.gov/pmc/articles/PMC10166279/)

Vantagens

Quando uma matriz rígida é utilizada para restaurar a superfície palatina, cria o contorno e o comprimento correctos do bordo incisal, que pode então ser utilizado para guiar e suportar a construção do compósito da superfície labial. Devido à adaptabilidade desta abordagem, também pode ajudar no controlo da humidade da superfície palatina. Quando utilizada na construção da superfície labial, a matriz flexível, como as tiras de mylar, pode ajudar a obter um contorno anatómico estético ideal e um excelente acabamento da superfície labial.

Pode ser utilizado em circunstâncias difíceis, como restaurações de múltiplos dentes, dentes apinhados e restaurações com defeitos grosseiros. [30,31]

Limitações

Observou-se que as restaurações podem necessitar de uma segunda consulta para o paciente inserir a tira mylar e o índice juntos durante as fases iniciais de utilização. Esta técnica também requer a utilização de quatro mãos, uma vez que o operador terá de manipular e posicionar simultaneamente a tira de mylar e o índice de massa.[32]

Desvantagens

Em caso de defeitos importantes, devido à sua rigidez, torna-se difícil estabelecer um contacto e um contorno adequados. [33]

Mohamed *et al*[34] em 2021 apresentaram um relato de caso que mostra a restauração bem-sucedida de um dente anterior com o uso de índice de massa de silicone e tira de mylar. Concluíram que uma reabilitação funcional e estética de um diastema anterior pode ser efectuada com a técnica de massa de vidraceiro.

Sistema de Matriz Posterior

As cáries que se estendem aos aspectos proximais dos molares e pré-molares são categorizadas como cáries de classe II. O estabelecimento de um contacto e contorno adequados nestes casos, juntamente com a manutenção de um isolamento adequado, torna-se um desafio para os dentistas. Verifica-se uma elevada incidência de margens salientes durante a restauração destes dentes. É necessário estabelecer o contacto anatómico proximal com o dente adjacente para manter a integridade da arcada dentária contra as forças mastigatórias. Para combater este obstáculo, foram desenvolvidas variedades de sistemas de matrizes que não só ajudam a restaurar a forma anatómica, a função e a estética, como também reduzem a taxa de insucesso.[20]

O sistema de matriz posterior pode ser dividido em:

1) Com base em retentores-matriz:

A) **Dependendo do modo de retenção**

- Com retentor - Ivory n.º 1, Ivory n.º 8, Tofflemire, etc.
- Sem retentor -Matriz automática, com suporte composto, etc.

B) **Dependendo da preparação da cavidade para a qual é utilizado**

- Cavidade de classe I com extensão vestibular e lingual - Matriz de Tofflemire com banda dupla.
- Cavidade de classe II - Matriz Tofflemire de banda única, Marfim n.º 1, Marfim n.º 8, Matriz de banda de cobre, Matriz de banda T, Matriz Auto e Matriz seccional pré-contraposta. [20]

2) Com base nos tipos de matrizes disponíveis:

A) **Matriz anatómica ou feita à medida** - por exemplo, matriz suportada por compostos.

B) **Matriz mecânica - Por exemplo,** marfim n.º 1, marfim n.º 8, matriz

Tofflemire.

c) **Pré-formados** - Sistema de matriz circunferencial, Sistema de matriz seccional. [35]

I. Retentor mecânico

a) Matriz de marfim n.º 1

O suporte de matriz Ivory n.º 1 é o suporte de banda de matriz mais comummente utilizado para preparações dentárias unilaterais de classe II. O porta-matriz tem dois braços em forma de semicírculo com posições inclinadas num braço e uma garra no outro. Existe um parafuso na direção oposta ao suporte da banda matriz que, quando apertado, aproxima as extremidades das garras (**Figura 50**). Quando o parafuso de ajuste é rodado no sentido dos ponteiros do relógio, as projecções em forma de cunha encaixam no dente, nas embrasures do dente não preparado 23 superfície proximal.[23]

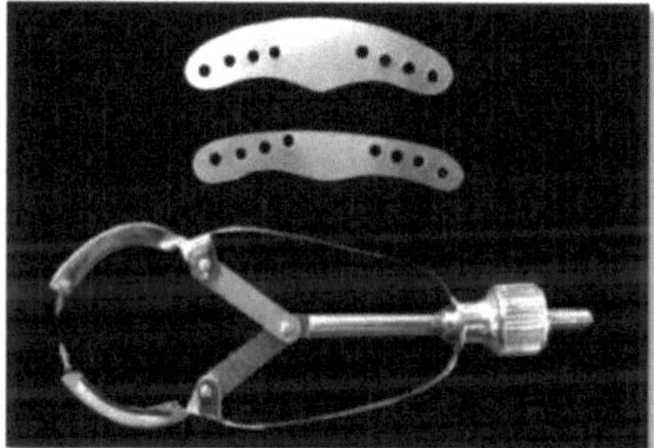

Figura 50- Matriz do marfim n.º 1

(Cortesia- Garg N , Garg A .Evolução da matriz para restaurações de classe 2. Livro de texto de dentisteria operatória 5th Edition. Jaypee Brothers Medical Publishers Ltd; 2010**).**

Indicações:

- Utilizado para restaurar restaurações unilaterais de classe II.[20]

b) Matriz de marfim n.º 8

Esta matriz é constituída por uma banda de matriz que circunda toda a coroa do dente. A banda de matriz é construída com uma fina folha de metal para facilitar a passagem através da região de contacto do lado proximal desprotegido do dente. A circunferência da banda pode ser ajustada através do parafuso de ajuste presente no retentor. **(Figura 51).** [23]

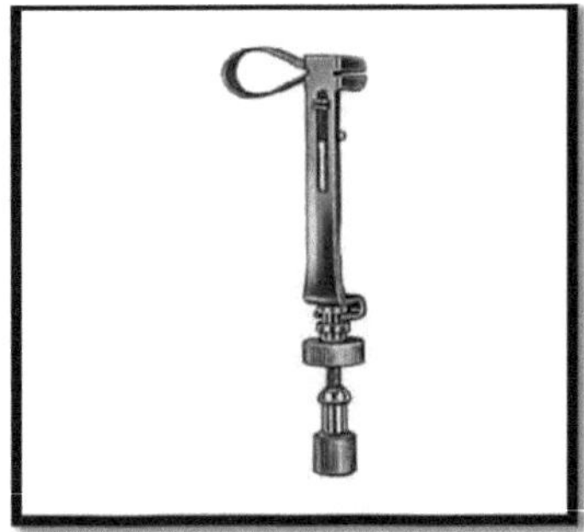

Figura 51- Matriz de marfim n.º 8
(Cortesia - Raghu R , Srinivasan S. Matrizes. Princípios e prática da medicina dentária clínica operativa. Emmess Medical Publishers. 2nd Edition; 2011).

Indicações

- Para preparações unilaterais ou bilaterais da classe II (MOD). [20]

b) Matriz de Tofflemire

Também conhecida como matriz universal. Foi concebida por B.R Tofflemire. Esta matriz é normalmente preferida para restaurações de amálgama de classe II. [3] Um sistema de matriz Tofflemire resulta na construção de uma parede temporária no lado oposto das divisórias axiais para construir a estrutura dentária à volta das porções em falta durante as preparações. [23] As bandas de matriz do tipo Tofflemire em aço inoxidável estão disponíveis em duas espessuras: 0,0015 e 0,0020. As bandas incluem bandas planas de diferentes formas e bandas pré-contornadas.[20]

Partes de um Tofflemire:

O retentor do tofflemire tem as seguintes partes (**Figura52)**:

a) **Cabeça -** Esta parte acomoda a banda da matriz. Tem a forma de U com duas ranhuras.

O lado aberto da cabeça deve ser mantido virado para cima quando a banda é inserida e enquanto posiciona a banda à volta do dente, as ranhuras na cabeça devem ser direccionadas para a gengiva. A cabeça pode ser reta ou angulada em relação ao resto do retentor.[3]

- **Direto**

i. A cabeça do sistema matricial é direita

ii. Colocada apenas do lado bucal

- **Contra-ângulo**

i. A cabeça é angulada

ii. Colocada do lado vestibular ou lingual

b) **Torno de bloqueio -** Tem uma ranhura diagonal. O torno de bloqueio está posicionado perto da cabeça para colocar a banda no retentor e posicioná-la à volta do dente.

c) **Fuso pontiagudo -** É utilizado para ajustar a distância entre a cabeça e o torno de fixação e também para ajustar o tamanho do laço da fita matriz.

d) **Porca serrilhada pequena**: Rodando esta porca no sentido dos ponteiros do relógio, aperta o fuso pontiagudo contra a banda, fixando assim a banda no retentor. O movimento inverso liberta o fuso pontiagudo do torno de bloqueio, libertando assim a banda do retentor.

e) **Porca serrilhada grande**: É utilizada para ajustar o tamanho da ansa da banda de matriz, quer para a adaptar firmemente contra o dente, quer para a soltar do dente.

O retentor Tofflemire está disponível em **dois tamanhos**:

- **Padrão-utilizado** na dentição permanente.
- **Utilizado** em **pequena escala** na dentição decídua. [3]

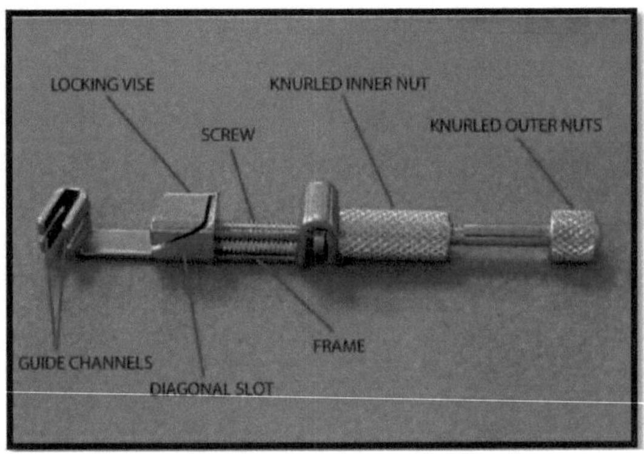

Figura 52 - Partes de um Tofflemire.

(Cortesia - Raghu R , Srinivasan S. Matrizes. Princípios e prática da medicina dentária clínica operativa. Emmess Medical Publishers. 2nd Edition; 2011**)**.

Indicações:

- Preparações dentárias de classe I com extensões vestibulares ou linguais.
- Preparações dentárias unilaterais ou bilaterais de classe II (MOD).

Vantagens:

- Fácil de utilizar
- Robusto e estável por natureza

- Proporciona um bom contacto e contornos
- Pode ser facilmente removido
- Pode ser utilizado tanto no lado facial como no lado lingual
- Económico

Desvantagens:

- Não produz contactos e contornos óptimos / proporciona contactos e contornos rectos para restaurações posteriores em compósito. [20]

Aslam *et al*[36] no ano de 2021 concluíram que 68% dos dentistas restauradores utilizaram a banda de matriz Tofflemire juntamente com cunhas dentárias ao restaurar cavidades de classe II.

Asif M *et al*[37] no ano de 2023 realizaram um estudo para determinar a estanquicidade do contacto proximal em restaurações de compósito de classe II utilizando dois tipos diferentes de sistemas de matrizes, ou seja, a matriz seccional Palodent e a matriz circunferencial Tofflemire e concluíram que a matriz seccional Palodent era estatisticamente superior ao sistema Tofflemire (matriz circunferencial) na obtenção de um contacto proximal mais apertado para restaurações de compósito de classe II. No entanto, o contacto mais apertado da matriz seccional Palodent pode ser atribuído à sua adaptabilidade superior à anatomia do dente em comparação com o sistema de matriz Tofflemire.

c) ConveXi-TS2 (bandas convexas da matriz de Tofflemire)

Estas bandas são pré-contornadas vestibular/lingualmente e oclusal/gengivalmente **(Figura 53)**. Estão disponíveis em larguras de 5,5 mm e 6,3 mm, o que facilita a criação de contornos interproximais e a anatomia convexa natural da área interproximal. Em contraste com as bandas de matriz ConveXi-T originais, que têm 0,025 mm de espessura, as novas bandas de matriz ConveXi-TS2 (aço inoxidável) são ligeiramente mais rígidas, com 0,030 mm de espessura, facilitando a colocação quando os preparos são apertados. [38]

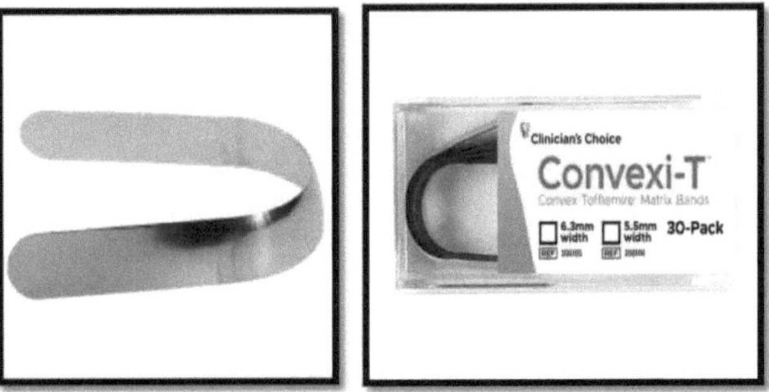

Figura 53- Bandas da matriz ConveXi-TS2™ Convex Tofflemire™

(Cortesia-https://www.henryschein.com/us-en/dental/p/restorative-cosmetic/matrix materials/convexi-t-s2-stainless-bands/7910315)

e) Suporte de matriz auto-ajustável Steele's Siqveland

É mais comummente utilizado em dentes afilados, especialmente quando existe uma diferença significativa entre os diâmetros do terço cervical e oclusal do dente. Baseia-se no princípio de uma corrediça móvel que segura e aperta a banda na posição pretendida. No suporte de matriz auto-ajustável Siqveland da Steele, um dos lados do retentor de matriz tem um fecho e uma trava, e o outro lado é plano e deve ficar voltado para as bochechas. A matriz é então enfiada através do fecho e, mais tarde, entre os fechos **(Figura 54)**.

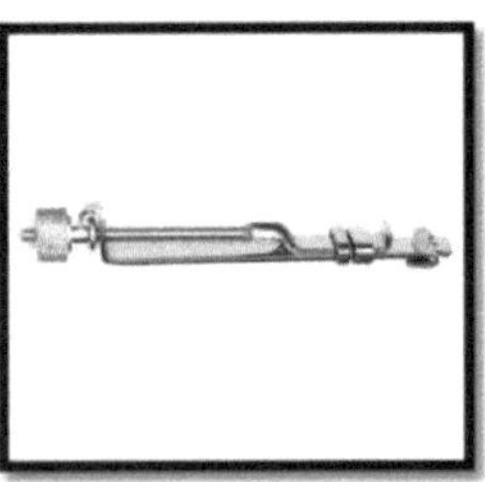

Figura 54 - Suporte de matriz auto-ajustável Siqveland da Steele

(Cortesia - Raghu R, Srinivasan S. Matrizes. Princípios e prática da medicina dentária clínica operativa. Emmess Medical Publishers. 2nd Edition; 2011**).**

Indicações:

Todos os tipos de preparações dentárias compostas e complexas em dentes posteriores.

Vantagem:

- Pode adaptar-se corretamente ao contorno dos dentes.
- Graças ao suporte de matriz auto-ajustável Siqveland da Steele, a adaptação anatómica da banda é possível sem a ajuda de cunhas. [3]

d) Matriz omnidirecional

O Omni-Matrix™ (Ultradent) é um retentor de matriz descartável com banda pré-carregada. Consiste num retentor de plástico leve, de peça única, carregado com uma banda de mylar de 0,002" ou uma banda de metal. As bandas metálicas estão disponíveis em duas espessuras: 0,0015" e 0,001". Uma banda metálica de tamanho pedo de 0,0015" que é cerca de 1 mm mais curta do que as outras bandas também está disponível pré-carregada num retentor separado. Os quatro retentores têm botões com código de cores para facilitar aos utilizadores saberem qual a combinação retentor/banda que estão a usar. [39] **(Figura 55)**

Gilmour *et al*[39] no ano de 2008 analisaram no seu estudo que a banda de matriz comummente utilizada (Siqveland), quando comparada com um sistema mais recente e descartável (Omni-matrix), resulta em saliências consistentemente maiores durante a restauração de preparações de classe II com amálgama e, assim, concluíram que a matriz Omni tinha uma melhor eficácia.

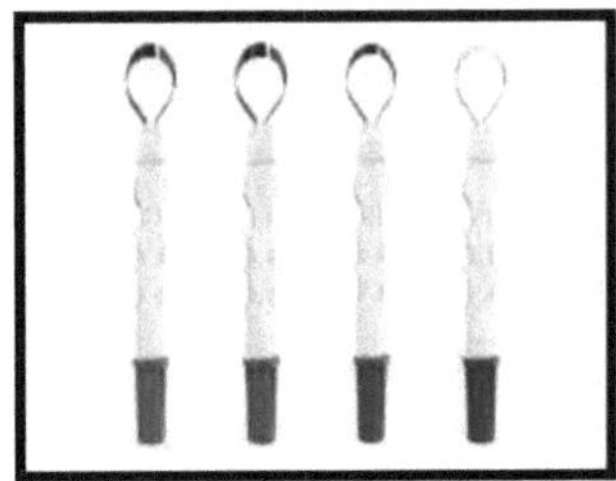

Figura 55-Matriz Omni

(Cortesia- https://www.ultradent.com/products/categories/prepare/matrix-systems/omni-matrix**)**

__Vantagens__:

- Rápido e fácil de utilizar.
- O aço inoxidável polido ultra-fino adapta-se a todas as preparações.
- Os estilos únicos com e sem asas satisfazem as necessidades individuais de cada caso.
- Evita a infeção cruzada.

__Desvantagens__:

- Mais caro. [39]

II. Feito por medida

a) Matriz suportada por compostos

Foi descrita por Sweeney. Também é chamada de matriz feita à medida ou matriz anatómica. Utiliza uma banda de aço inoxidável com 5/16th polegadas de largura e 0,002 polegadas de espessura que envolve 1/3rd da superfície facial e lingual. A banda da matriz foi contornada com um brunidor em forma de ovo numa almofada de papel e estabilizada através da aplicação de um composto de impressão. Também pode utilizar um alicate para contornar a banda de acordo com o dente. Para a remover, o composto pode ser quebrado com um explorador afiado. (**Figura 56**)

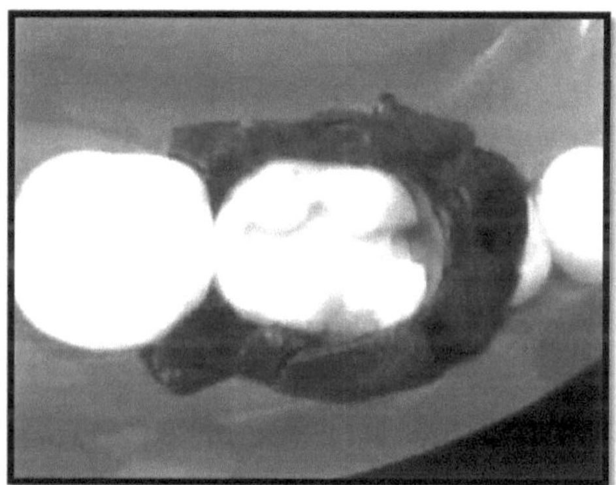

Figura 56- Matriz de compostos suportados
(**Cortesia** - Raghu R, Srinivasan S. Matrizes. Princípios e prática da medicina dentária clínica operativa. Emmess Medical Publishers. 2nd Edition; 2011).

Indicações:

- Restauração de preparos cavitários de classe II envolvendo uma ou ambas as superfícies.
- Casos em que faltam dentes adjacentes.

Vantagens:

- Proporciona melhor contacto e contorno
- Altamente rígido e estável
- Fácil de remover
- O recontorno pode ser facilmente efectuado após a colocação do composto.

Desvantagens:

- Demora. [23]

b) Banda de matriz em forma de T

No início dos anos 70, as bandas em T ganharam popularidade para restaurações de amálgama multi-superfície, preferencialmente restaurações de classe II. Trata-se de uma matriz de bandas pré-formadas em latão, cobre ou aço inoxidável sem retentor. O braço longo do T rodeia o dente e sobrepõe-se ao braço curto do T. A banda é ajustada de acordo com a circunferência do dente e estabilizada com a ajuda de cunhas e massa de impressão.

(Figura 57)

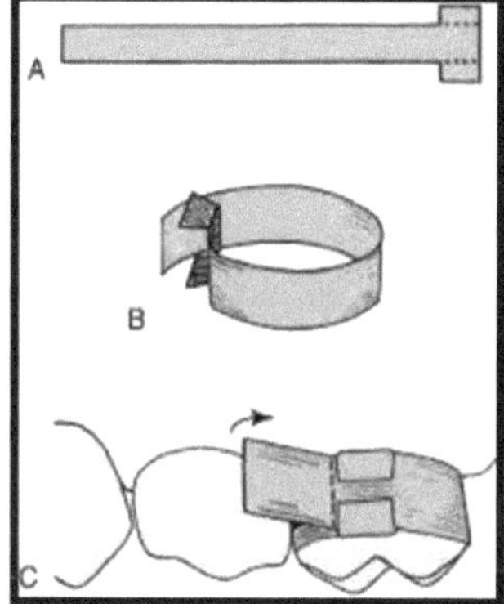

Figura 57-T Banda de matriz em forma de T

(Cortesia- Waggoner WF, Nelson T Restorative dentistry for the primary dentition. InPediatric dentistry 2019.

https://www.sciencedirect.com/science/article/abs/pii/B9780323608268000225

)

Indicações:

- Preparações dentárias unilaterais ou bilaterais de classe II (MOD).

Vantagens:

- Simples de utilizar.
- Económico.

Desvantagens:

- De natureza instável. [23]

c) Faixas de cobre

Estas têm uma forma cilíndrica e estão disponíveis em diferentes tamanhos, pelo que podem ser seleccionadas em conformidade. Neste processo, as bandas são amolecidas por aquecimento até à vermelhidão numa chama e arrefecimento em água. Depois disso, são esticadas e moldadas com um alicate de contorno. Podem ser utilizadas outras cunhas para estabilizar a banda ou pode também ser aplicado um composto de impressão nas partes externas da banda para uma maior estabilização. Uma banda contínua é recomendada para restaurações MOD e complexas. As obturações de amálgama com mais de duas superfícies são normalmente restauradas usando bandas de cobre. **(Figura 58)**.

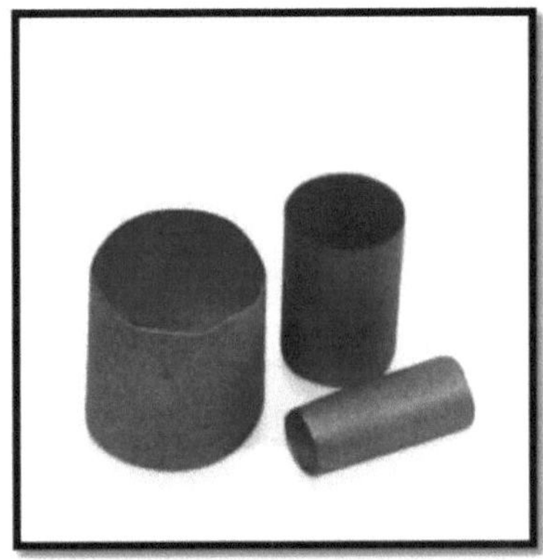

Figura 58- Bandas de cobre

(Cortesia- https://dentzar.com/product/parkell-soft-copper-band-refill-10pcs-box-tamanho-1 -até-20/**)**

Indicações:

- Para dentes severamente cariados, particularmente aqueles que requerem restaurações de amálgama com pinos.

- Cavidades de classe II com grande extensão vestibular ou lingual.

Vantagens:

- Simples e fácil de utilizar.
- Proporciona-lhe um excelente contorno.

Desvantagens:

- Não pode ser utilizado com restaurações de resina.
- Demora muito tempo. [23]

II. Pré-formados

a) Auto-matriz

A Auto-matrix ou matriz sem retentor foi fornecida pela L.D. Chaulk Co. Milford em 1977. Esta matriz pode ser utilizada como alternativa à utilização de uma banda de cobre sem costuras ou de quaisquer matrizes feitas à medida. Facilita a colocação de uma matriz em restaurações multi-superfície. A tecnologia de matriz automática permite o posicionamento e a manutenção da matriz sem a utilização de retentores volumosos, resultando numa colocação mais fácil, melhor acesso, uma perspetiva mais clara do campo operatório e uma maior satisfação do paciente. A seleção de uma banda de matriz adequada depende da altura da coroa do dente preparado e da quantidade de espaço interproximal que é necessário fechar para garantir um ponto de contacto apertado. As bandas circunferenciais do sistema de matriz automática, que são utilizadas apenas uma vez, permitem uma adaptação subgengival e proximal correcta **(Figura 59).**

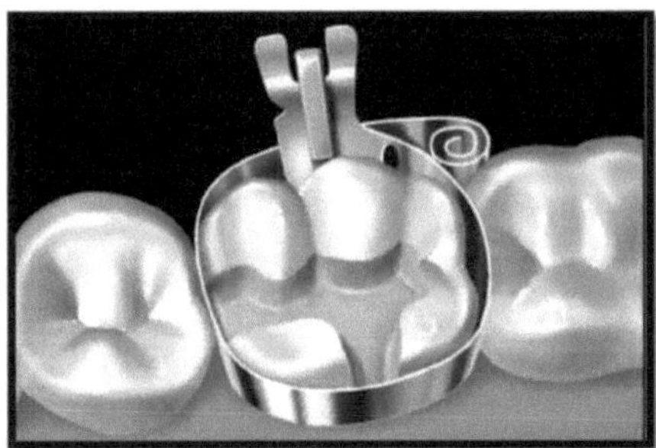

Figura 59-Matriz automática

(Cortesia - https://www.dentalkart.com/dentsply-automatrix-refills.html)

Componentes:

a) **Faixas auto-matriciais -** Estão disponíveis em espessuras de 0,0015" a 0,002". Estão disponíveis como:

- Fino médio -1/4" x .0015" - Ideal para a maioria dos bicúspides e molares
- Narrow Regular- 3/16" x .002"- Concebido para bicúspides e molares curtos
- Média Regular 1/4" x .002" - Concebida para bicúspides e molares
- Larga Regular 5/16" x .002" - Ideal para molares longos

b) **Dispositivo de aperto automático -** É utilizado para ajustar o laço da banda de acordo com a circunferência do dente a ser restaurado.

c) **Alicate de corte blindado -** Este dispositivo é utilizado para cortar o laço de bloqueio automático para que a banda possa ser separada e removida do dente após a restauração. [23]**(Figura 60)**

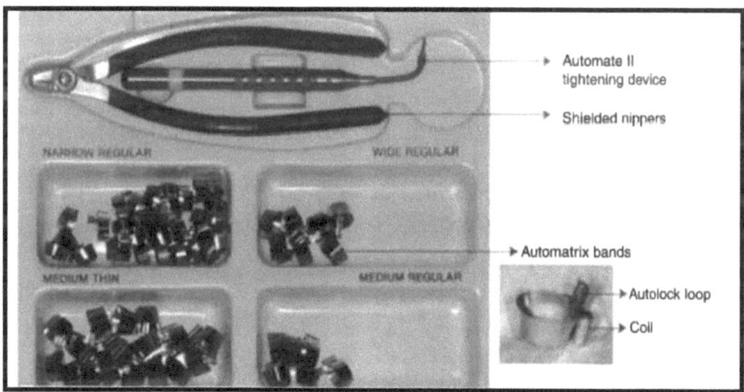

Figura 60-Componentes da matriz Auto

(Cortesia - Raghu R , Srinivasan S. Matrizes. Princípios e prática da medicina dentária clínica operativa. Emmess Medical Publishers. 2nd Edition; 2011**).**

<u>**Indicações**</u>:

- Em dentes inclinados e parcialmente erupcionados
- Para restaurações complexas de amálgama

- Em pacientes que não toleram aparelhos de contenção.

Vantagens:

- A sua utilização é simples devido à ausência de interferência de um retentor.
- Implementação rápida.

Desvantagens:

- Como as bandas não são pré-contornadas, o contorno proximal é um desafio.
- Caro. [20]

b) Matriz circunferencial

As matrizes circunferenciais pré-formadas são mais úteis para dentes muito degradados ou com cáries grosseiras e são mais precisas para restaurações complexas. O operador deve primeiro selecionar a banda mais próxima que se adapta à margem cervical do dente. Uma vez selecionado o tamanho adequado da banda, esta é recozida por aquecimento e depois temperada em água. Por fim, a banda é enfeitada e contornada com um alicate de contorno antes de ser colocada. Pode obter estabilidade e apoio adicionais com cunhas e/ou massa de modelar.

A matriz circunferencial pode ser de diferentes tipos: -

i) Sistema de Matriz Circunferencial Palodent 360:

O Palodent 360 é um sistema inovador de matriz circunferencial, sem necessidade de retentor ou aplicador. As bandas de matriz Palodent 360 podem ser colocadas numa variedade de configurações para um melhor campo de visão, perda de estrutura dentária e acessibilidade do instrumento **(Figura 61).**

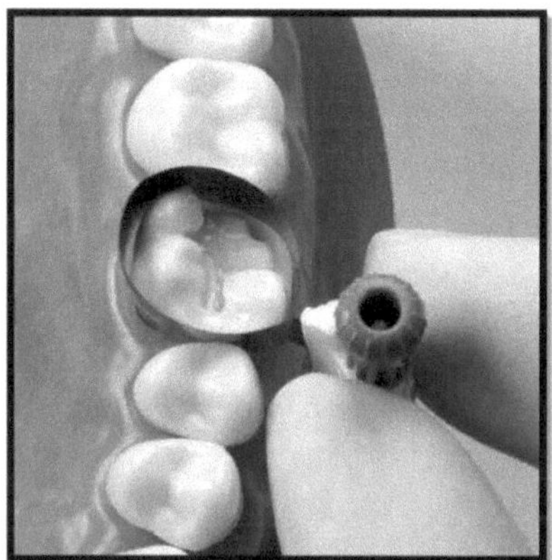

Figura 61- Sistema de matriz circunferencial Palodent 360 (Cortesia- https://www.dentsplysirona.com/en-us/discover/discover-by- brand/palodent-familypalodent-360.html)

Indicações

- As bandas de matriz circunferencial Palodent 360 podem ser utilizadas para todas as restaurações de classe II, mas são particularmente benéficas em casos desafiantes de classe II, quando não existe um dente adjacente presente, quando se perdeu demasiada estrutura dentária para utilizar uma matriz seccional, ou quando o dente está desalinhado ou severamente rodado.
- As bandas de matriz Palodent 360 funcionam com anéis de retenção palodent plus, que podem ser utilizados para ganhar espaço temporário na área interproximal. Podem ser utilizadas com as cunhas palodent plus para um melhor ajuste.

Vantagens

- O sistema é simples de utilizar.
- Proporciona um ponto de contacto apertado e anatomicamente preciso.

20

ii) **Sistema Matricial Meta-Fix**

Foi fabricada pela empresa Kerr. A matriz All-In-One Meta Fix é mais adequada para restaurações de compósito classe II MO/DO/MOD com o inovador sistema integrado de aperto-abertura. Está disponível em três tamanhos - Pequeno, Médio e Grande. O anel da matriz é de 0,038 mm para uma colocação estável através de um ponto de contacto apertado. **(Figura 62)**

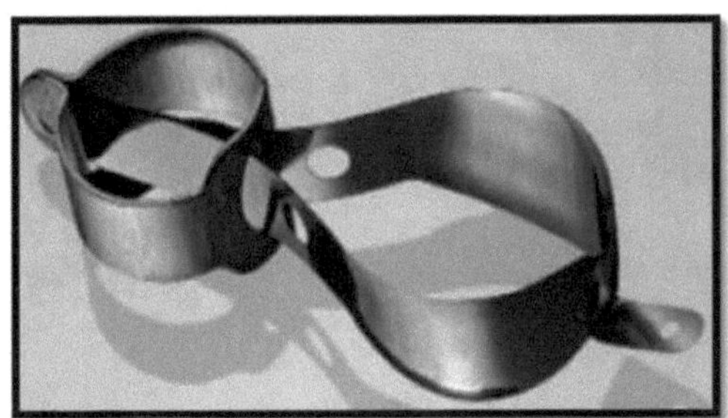

Figura 62-Sistema de matriz Metafix

(Cortesia - https://www.ddgroup.com/matrix--wedges/sectional/mph126--metafix-refills-large/)

Características

- Sistema de fixação integrado para um aperto fácil e estável.
- Mecanismo de libertação integrado para uma remoção rápida e simples.
- Forma contornada para um controlo perfeito do ponto de contacto.
- Desenho anatómico para uma melhor adaptação cervical e profundidade da cavidade.

Vantagens

- Criação fácil do ponto de contacto e de uma restauração anatómica.
- Não existem saliências nem são necessários grandes acabamentos.

- Sistema de matriz de luz para um excelente conforto do paciente e uma melhor visibilidade da área de trabalho. [39]

c) Matriz seccional

O sistema de matriz seccional foi introduzido pelo Dr. Alvin Meyer em 1986. É utilizado como alternativa às bandas circunferenciais. As bandas seccionais eliminaram o problema de "empurrar-puxar" enfrentado pelas bandas circunferenciais. Este tipo de banda matriz circunda uma das superfícies proximais dos dentes posteriores. Está ligada a um retentor através de uma projeção em forma de cunha. O parafuso de ajuste presente na extremidade do retentor ajuda a adaptar a banda ao contorno proximal do dente preparado. À medida que este parafuso é rodado no sentido dos ponteiros do relógio, a projeção em forma de cunha encaixa no dente nas bordas da superfície proximal não preparada.

Nas cavidades de classe II, o sistema de matriz seccional produz conexões proximais apertadas estatisticamente significativas quando comparado com o sistema de matriz circunferencial. [20]

Loomans *et al*[40] *no ano* de 2006 realizaram um estudo para investigar o aperto do contacto proximal ao colocar restaurações posteriores de resina composta com sistemas de matriz circunferencial e seccional num modelo *in vitro* utilizando um dispositivo de medição especial. Concluiu que a utilização de sistemas de matriz seccional e anéis de separação resultou em contactos proximais mais apertados do que os sistemas de matriz circunferencial tradicionais.

Utilizando tecnologias modernas de anéis, matrizes e cunhas, um sistema de matriz seccional proporciona uma formação de contacto fácil, previsível e precisa. Tem uma junção precisa e um selamento marginal ajustado com uma saliência mínima.

Indicações

- Para cavidades de classe II ligeiras a médias que afectam uma ou ambas as superfícies proximais do dente.

• Utilizado tanto para restaurações de amálgama como de materiais compósitos.

Vantagens

- É simples de utilizar e tem uma boa visibilidade.
- O contorno anatómico das bandas assegura pontos de contacto e indentação ideais. [20] Olive Bailey[41] , no ano de 2021, na sua revisão sobre a solução de matriz seccional, discutiu o papel da matriz seccional e afirmou que estas técnicas oferecem soluções mais previsíveis para alcançar áreas de contacto ao colocar compósitos interproximais posteriores directos do que as técnicas de matriz circunferencial.

Para conseguir contactos anatomicamente correctos com compósitos posteriores, é necessário proporcionar uma separação suficiente entre os dentes em contacto para compensar tanto a espessura da banda da matriz como a contração de polimerização da resina composta. A primeira solução real para os contactos posteriores com compósitos surgiu com a introdução de "matrizes seccionais e anéis de contacto". Os anéis de contacto baseiam-se no princípio do anel separador ortodôntico McKean, desenvolvido há 50 anos. [42]

Princípio básico dos anéis de contacto

Estes anéis funcionam proporcionando uma ligeira separação dos dentes em contacto. Quando o anel é expandido e os seus dentes são colocados sobre a área de contacto entre os dentes, a sua ação de mola aplica forças iguais e opostas contra os dentes, proporcionando assim uma separação óptima. Os dentes têm de ser ligeiramente separados, após o que o compósito tem de ser progressivamente construído e curado de forma passiva. Finalmente, o anel é removido e os dentes voltam a entrar em contacto. O papel da cunha é então apenas o de proporcionar uma adaptação gengival óptima da banda de matriz. ([42,43])

Atualmente, existem vários sistemas de anéis com diferentes designs. De acordo com a sua evolução, podem ser classificados como

1. Sistemas de primeira geração e
2. Sistemas de segunda geração.

1. <u>**Sistemas de primeira geração**</u>

Os sistemas de anéis de contacto de primeira geração foram introduzidos no final da década de 1990 e incluem o Palodent

Bitine (Dentsply) , Matriz de contacto (Danville Materials) e o Composi-Tight (Garrison Dental). [44]

a. <u>Palodent Bitine/Sistema de Matriz</u> Seccional-

O sistema de matrizes BiTine da Palodent foi introduzido nos anos 90 e utiliza um anel Bitine em aço de mola e matrizes seccionais para a colocação de restaurações na região posterior **(Figura63)**. As matrizes seccionais estão disponíveis em três tamanhos. Os anéis de Bitine estão disponíveis em formas redondas e ovais ou alongadas para serem utilizados individualmente ou em combinação **(Figura64)**.

Os anéis têm dentes rectangulares paralelos. Não têm um desenho retentivo devido aos dentes paralelos, mas são fáceis de colocar em preparações largas. Proporcionam uma separação óptima (0,55 kg/mm).

BiTine II é um anel alongado para permitir o empilhamento sobre o anel principal em caso de preparações MOD.

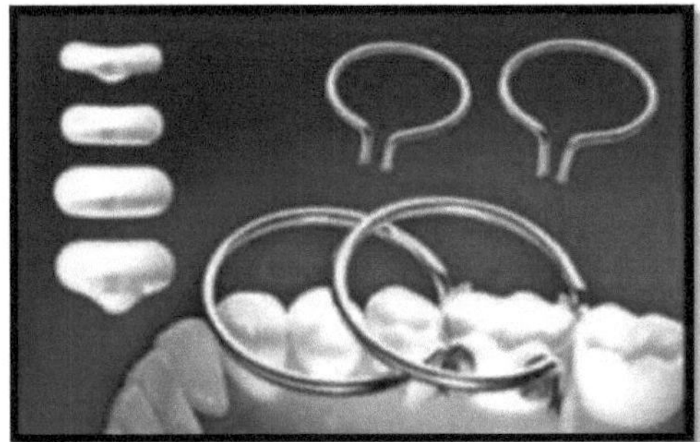

Figura63- Sistema de matriz seccional Palodent

(Cortesia-https://www.dentistryiq.com/dentistry/restorative-cosmetic-and-whitening/article/16348632/restoring-wide-embrasures)

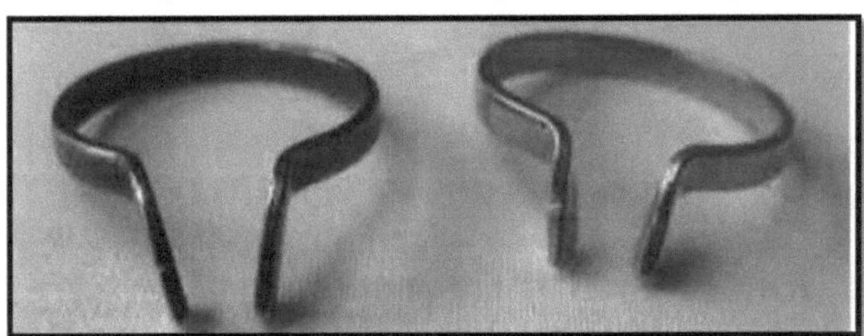

Figura 64- Anel de mola de bitina

(Cortesia - Raghu R , Srinivasan S. Matrizes. Princípios e prática da medicina dentária clínica operativa. Emmess Medical Publishers. 2nd Edition; 2011**)**.

Vantagens-

- Proporciona contornos naturais para um melhor controlo das áreas de contacto e das aberturas.
- Facilidade de colocação.
- Formação mais fácil de áreas anatómicas de contacto proximal.

- Melhor visualização do campo operatório. [44]

b. Matriz de contacto

As matrizes de contacto são de aço inoxidável com contornos para proporcionar um contacto perfeito e reproduzir o contorno natural. As matrizes de contacto são fornecidas em tamanhos pequenos e grandes, bem como em espessuras macias e rígidas. Inclui:

- 6 anéis (3 para dentro e 3 para fora)
- 100 Matrizes Lite Flex pequenas
- 100 Matrizes Lite Flex grandes

Contact Matrix é o derradeiro sistema de matrizes, com três melhorias em relação a qualquer outro sistema de matrizes:

1. Dentes convergentes para tornar os anéis muito mais retentivos do que os dentes paralelos.
2. Dentes para dentro e para fora para colocação em ambos os lados da preparação da cavidade.
3. Desvio oclusal para permitir a passagem dos grampos de borracha do dique.

Benefícios

- Restaura o contorno natural
- Contactos ideais
- Minimiza o acabamento
- Desvio oclusal

Proporcionam uma separação óptima (0,38 kg/mm). Neste sistema, está disponível um anel invertido para preparações MOD. 44**(Figura65)**

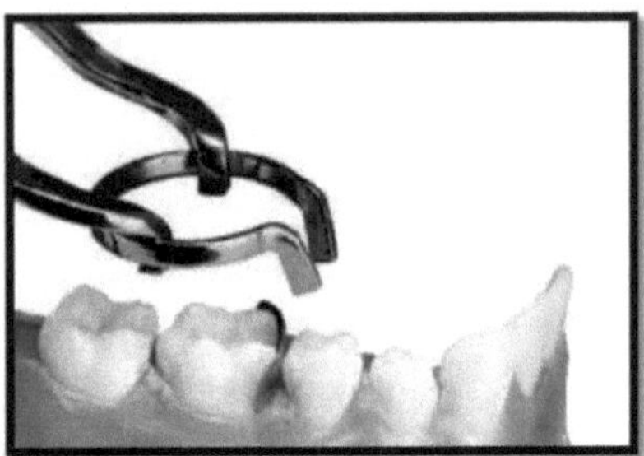

Figura 65 - Matriz de contactos

(Cortesia-https://www.amtouch.com/shop-by-category/matrix-materials/danville- contact-matrix-system/)

c. **Sistema de Matriz Composi-Tight-**

Foi fabricado pela Garrison dental solutions. Este sistema assegura um contacto anatomicamente preciso na altura natural do contorno de um dente. Este sistema inclui bandas com contornos naturais em diferentes tamanhos e anéis em G como dispositivo de retenção **(Figura 66)**. Neste sistema, estão disponíveis dois anéis separados para dentes pré-molares e molares. Os anéis têm dentes convergentes com esferas de retenção na extremidade para uma maior aderência aos dentes. São omnidireccionais. O anel tem uma secção transversal redonda e afunila para dentro, permitindo-lhe agarrar-se abaixo do bojo infra dos dentes, aumentando assim a retenção. Inclui também uma pinça de colocação de anel e uma pinça de colocação de banda e cunha.

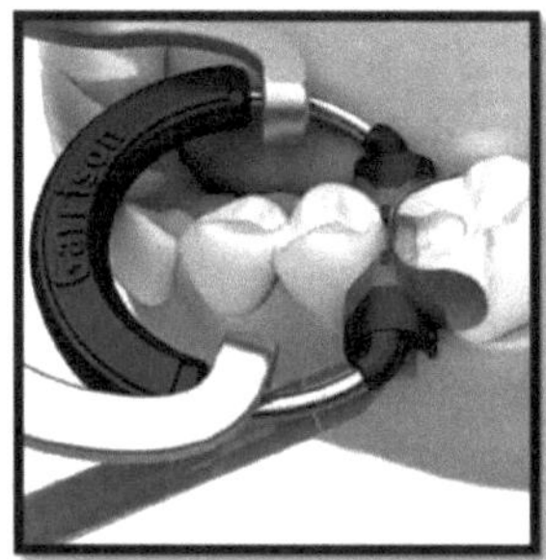

Figura 66- Sistema de matriz Composi-Tight

(Cortesia-https://www.dentalproductshopper.com/matrix-systems/matrix- system/composi-tight-3d-xr-sectional-matrix-system**)**

Foram introduzidas novas melhorias no sistema com a introdução do **sistema Composi-Tight Gold (Figura 67)**, que tem anéis com uma secção transversal oval, mais fortes e resistentes do que o sistema original. A cor dourada provém de um processo secundário de alívio de tensões que ajuda a garantir a tensão pré-definida.

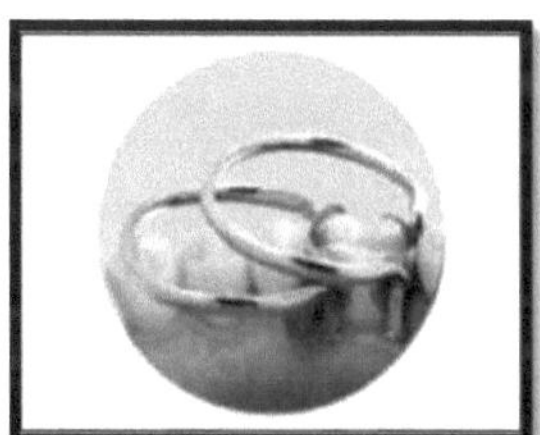

Figura 67- Sistema Composi-Tight Gold

(Cortesia-Vashisht P, Gupta S, Mittal R. Últimas tendências na matriciação de restaurações compostas. Conversa sobre Saúde 2014 https://oaji.**net/articles/2014/1143-1412842796.pdf)**

Mantendo o poder de separação e a resiliência do sistema de ouro, o **Composi-Tight Silver Plus** foi introduzido com modificações nos anéis

(Figura 68). Os anéis foram modificados para aumentar a adaptação. [38]

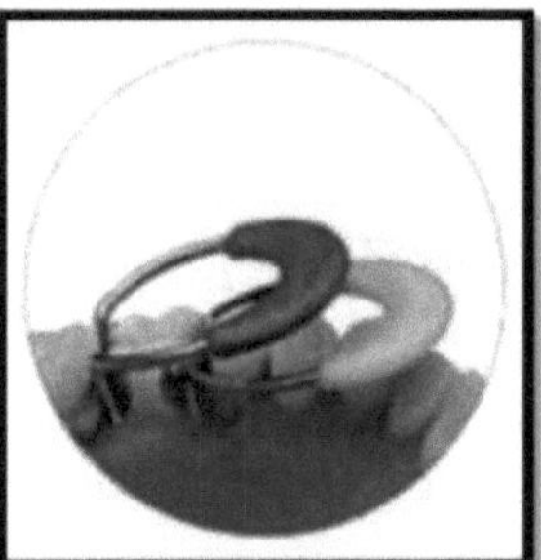

Figura 68- Composi-Tight Silver Plus™

(Cortesia-Vashisht P, Gupta S, Mittal R. Últimas tendências na matriciação de restaurações compostas. Conversa sobre Saúde 2014 https://oaji.**net/articles/2014/1143-1412842796.pdf)**

Vantagens globais com as matrizes seccionais e os anéis de contacto

- Facilidade de utilização e boa visibilidade
- O contorno anatómico das bandas garante áreas de contacto e de encaixe ideais
- Menor tensão nos dentes e maior conforto para o paciente
- Não necessita de pré-sedação
- As dimensões do contacto são adequadas e estão na localização anatómica correcta
- A adaptação gengival da restauração é boa. ([42,43,4] 0)

Problemas com os primeiros anéis de contacto

A primeira geração de anéis de contacto era promissora, mas tinha os seus próprios problemas. Entre eles, destacam-se:

- Colapso ou deslocação do anel em caso de caixas proximais largas.

- O empilhamento de anéis, ou seja, a colocação de um anel sobre o outro em caso de restauração MOD é um problema.
- Mais importante ainda, uma vez que os anéis de contacto são feitos de aço inoxidável, a utilização repetida e os efeitos da esterilização fazem com que percam a sua elasticidade ao longo do tempo. [42]

2. **<u>Sistemas de segunda geração</u>**

Para colmatar estas deficiências dos anéis da geração 1st , foram recentemente introduzidos anéis de segunda geração. Por exemplo, o sistema de anéis faciais macios Composi-Tight 3D (Garrison Dental Solutions) , Palodent plus, Bioclear ,V ,V3 , V3 blue e V4 clear metal ring system (Triodent). [44]

a) **<u>Anel facial macio Composi-Tight 3D (Garrison dental solutions)</u>**

Este sistema combina materiais transparentes e translúcidos para permitir a polimerização transesmalte. A luz de polimerização pode ser aplicada a partir das superfícies vestibular e lingual sem interferência das bandas de matriz metálica e dos anéis separadores opacos. Os anéis foram ainda modificados em dois estilos diferentes no sistema de matriz seccional **Composi- Tight 3d (Figura 69)**:

1) O **Orange Soft Face 3-D Ring** pode ser utilizado na maioria das circunstâncias, devido à sua facilidade de colocação e à sua capacidade de se adaptar a uma grande variedade de anatomias dentárias, reduzindo ao mesmo tempo o fulgor e restaurando o contorno correto.

2) O **Gray thin Tine G -Ring**, com as suas extremidades polidas, é utilizado nos casos em que a forma da dentição torna a retenção do anel mais problemática, como entre um canino e um bicúspide, ou em dentes muito curtos ou mal posicionados.

Este sistema permite a cura correcta das caixas proximais mais profundas. [38]

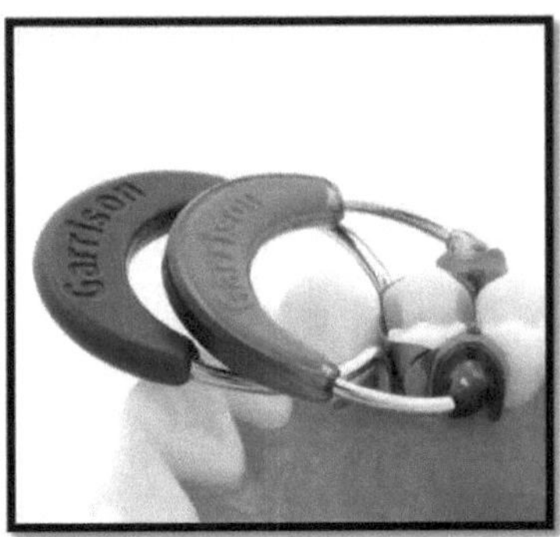

Figura69- Composição do sistema de anel de face macia 3d apertado (Cortesia-https://www.aegisdentalnetwork.com/id/2009/02/the-composi-tight-3d- sectional-matrix-system)

b) <u>**Sistema de matrizes seccionais Palodent Plus**</u> -

Este sistema utiliza um anel de retenção de níquel-titânio, uma cunha interproximal, um protetor de cunha e matrizes seccionais para a colocação de restaurações na região posterior (**Figura 70**). As matrizes estão disponíveis em 5 tamanhos - 3 mm, 4,5 mm, 5,5 mm, 6,5 mm e 7,5 mm. O anel de retenção está disponível em Narrow (azul escuro) - para a maioria dos pré-molares e molares pequenos ou Universal (azul claro) - para molares grandes. Este sistema não só incorpora todos os benefícios do sistema palodent, como também inclui a inovadora proteção em cunha. [38]

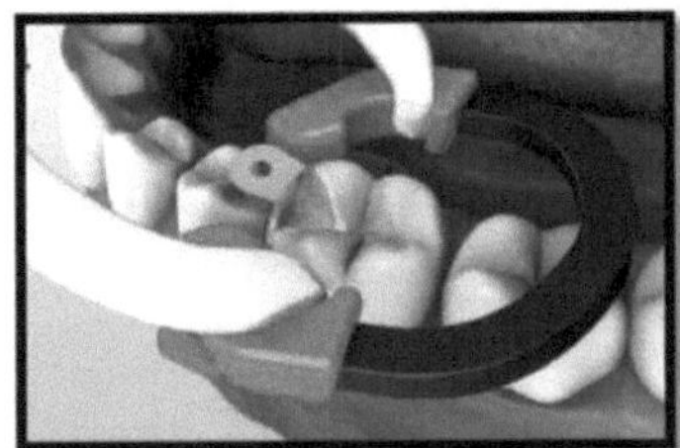

Figura 70- Sistema de matriz seccional Palodent Plus

(Cortesia- https://www.dentsplysirona.com/en-us/discover/discover-by-marca/palodent-family/palodent-plus.html**)**

c) **Sistema Bioclear Matrix**

O sistema de matriz Bioclear foi introduzido no ano de 2007 pelo Dr. David Clark. Este sistema pode ser utilizado para restaurar cavidades nas regiões anterior e posterior **(Figura 71)**. O sistema consiste em vários tipos de cunhas para uma estabilização adequada e colocação efectiva do compósito sem a formação de saliências resultantes.

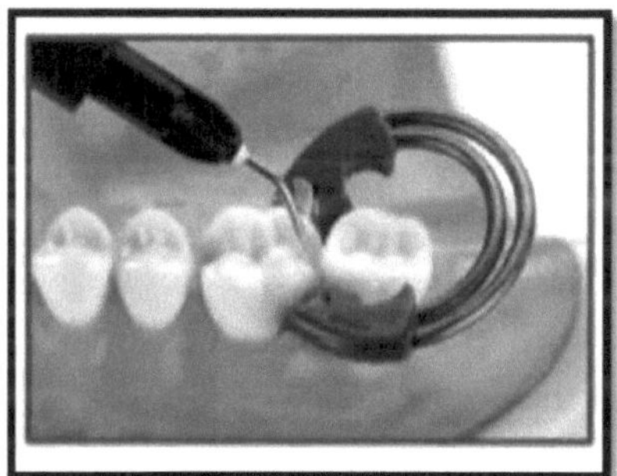

Figura 71- Sistema de matriz Bioclear

(Cortesia - https://clarkdentalgroup.com/bioclear/)

Componentes :

- Inclui as matrizes seccionais Bioclear com três opções de cunha;

a) **Cunhas Sabre** que ajudam a moldar anatomicamente o compósito

b) **Cunhas de madeira macias** que criam o selamento gengival mais apertado sem criar triângulos negros.

c) **Interproximador** com o seu material de silicone anatómico e translúcido que separa os dentes, criando um contacto forte.

- Também é composto por um anel tetra com os seus quatro ponteiros e um anel de matriz transparente.
- Por fim, o Contac EZ ajuda a clarear o contacto antes da colocação da matriz **(Figura 72)**.

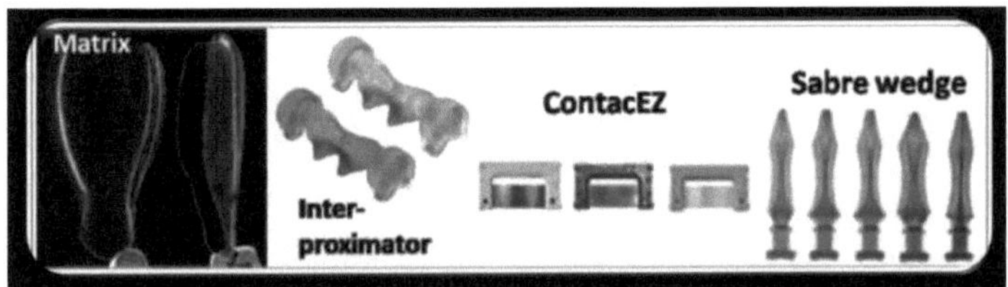

Figura 72 - Matriz Bioclear, Interproximador, Contacto EZ, Cunha Sabre

(Cortesia-Vashisht P, Gupta S, Mittal R. Últimas tendências na matriciação de restaurações compostas. Conversa sobre Saúde 2014 https://oaji.**net/articles/2014/1143-1412842796.pdf)**

<u>Características</u>

Têm uma excelente adaptação cervical, superior às tiras planas de Mylar, preservam a papila gengival, têm uma seleção fácil da matriz e a patilha incisal de cada matriz indica a orientação correcta. [25]

d) <u>Sistema de Matriz Seccional V-Ring</u> -

O anel em V é feito de Ni-Ti, que possui qualidades excepcionais de resistência e resiliência para produzir contactos perfeitos e apertados **(Figura 73)**. Os tamanhos em forma de V do anel acomodam a cunha e funcionam em aberturas estreitas e largas. Os anéis em V exercem uma pressão uniforme em ambos os dentes para uma separação ideal. Aderem firmemente aos rebaixos de ambos os dentes, proporcionando uma excelente retenção. Em harmonia com as matrizes e cunhas Triodent, o V-Ring produz contactos apertados e restaurações com uma forma natural e anatómica. [38]

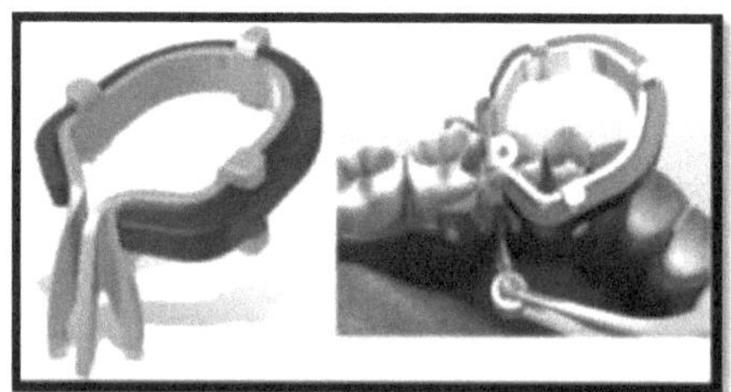

Figura 73 - Sistema de matrizes seccionais em anel em V

(Cortesia-Vashisht P, Gupta S, Mittal R. Últimas tendências na matriciação de restaurações compostas. Conversa sobre Saúde 2014 https://oaji.**net/articles/2014/1143-1412842796.pdf)**

e) **<u>Sistema de matriz de anel Triodent</u>** V3-

O sistema inclui componentes que permitem obter contactos perfeitos e a melhor anatomia dentária **(Figura 74)**. O pacote completo do V3 inclui - anel V3, matrizes V3 tab, Wave-Wedge, pinças de pino, pinças para realizar restaurações posteriores de compósito de alta qualidade que reproduzem fielmente a anatomia do dente. O anel V3 é feito de NiTi e tem dentes de plástico reforçado com fibra de vidro, é um poderoso grampo e separador de dentes, resultando na criação de contactos perfeitos. [38]

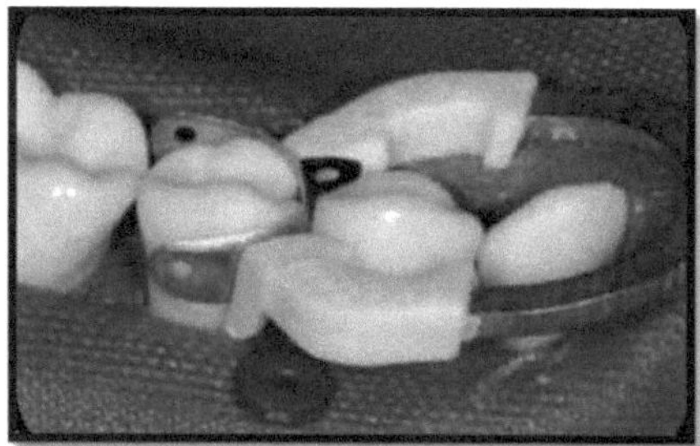

Figura 74-Sistema de matriz em anel Triodent V3 (Cortesia -

https://www.clinicalresearchdental.com/products/triodent-v3-matrix-rings)

Cho *et al*[45] no ano 2010 no seu relatório descreveu os sistemas disponíveis V-3 ring para restaurar os contactos proximais dos dentes posteriores. Foi relatado que esta técnica permitiu ao clínico restaurar cavidades de classe II com forma e função adequadas e também permite um excesso mínimo de resina nas margens vestibular e lingual, o que reduz o tempo necessário para o acabamento das restaurações.

f) Sistema V3 Blue

O V3 Blue incorpora todos os benefícios do Sistema de Matriz Seccional V3. O anel V3 Blue é feito de plástico em vez de níquel-titânio. Reproduz as qualidades anatómicas e de separação do anel de NiTi para produzir restaurações posteriores de compósito de alta qualidade com contactos previsíveis e apertados e uma anatomia dentária superior com um acabamento mínimo **(Figura 75)**.

Vantagens

- Força de mola que cria uma separação óptima dos dentes,
- Os dentes em forma de V permitem a colocação de cunhas de ambos os lados em simultâneo,
- Dentes anelares com forma anatómica para uma adaptação superior,
- Os Wave-Wedges flexíveis adaptam-se bem à matriz. [38]

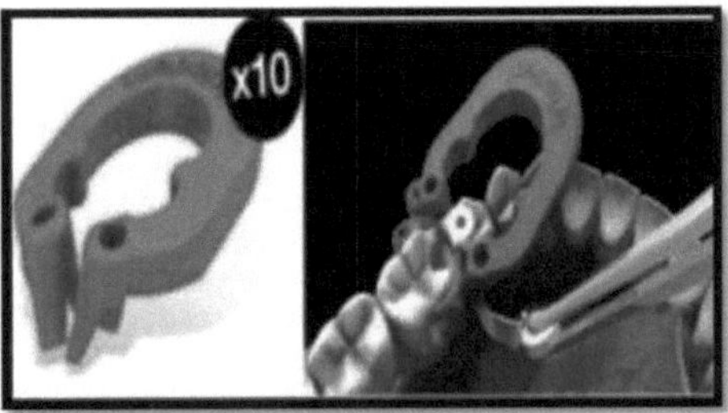

Figura 75- Sistema V3 Blue

(Cortesia-Vashisht P, Gupta S, Mittal R. Últimas tendências na matriciação de restaurações compostas. Conversa sobre Saúde 2014 https://oaji.**net/articles/2014/1143-1412842796.pdf)**

g) O sistema de matriz metálica V4 Clear

O V4 Clear Metal é o sistema de matriz para todas as restaurações de Classe II e inclui o V4 Ring, a Clear Metal Matrix e o V4 Wedge. Cria um contacto apertado e contornos naturais, com o benefício adicional da transparência para assegurar a polimerização completa da resina, especialmente com preenchimento em massa e cavidades profundas. [38] **(Figura 76)**

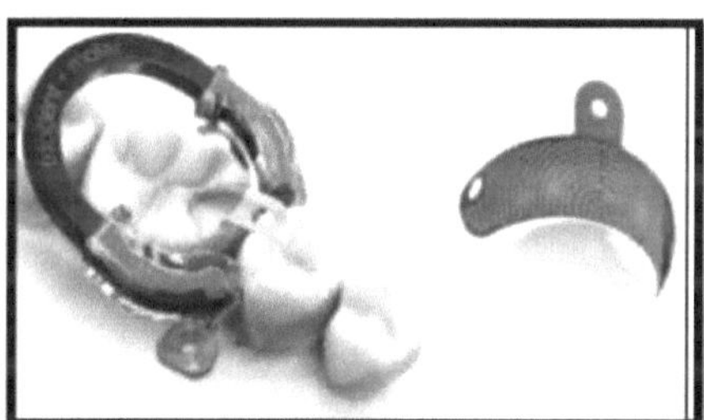

Figura76- O sistema matricial V4 Clear metal

(Cortesia - Vashisht P, Gupta S, Mittal R. Últimas tendências em matrizes de restauração de compósitos. Conversa sobre Saúde 2014 https://oaji.**net/articles/2014/1143-1412842796.pdf)**

Sistemas de matrizes seccionais sem a utilização de anéis de separação:

1) **Companheiro de guarda-lamas**

Trata-se de uma matriz e cunha seccional pré-curvada de uma só peça que permite restaurações de compósito rápidas, seguras e previsíveis, com um contacto apertado e selamento cervical **(Figura 77)**. O Fender Mate foi concebido para ser inserido bucal ou lingualmente. A matriz estende-se desde a base da cunha até apenas alguns milímetros acima da superfície oclusal. O lado da cunha virado para o dente adjacente tem uma asa angulada. Durante a inserção, a asa pressiona a matriz firmemente contra o preparo para dar uma vedação apertada na margem cervical. Quando não se utiliza um dique de borracha, sugere-se que fixe o Fender-Mate com fio dental encerado. Está disponível em dois tamanhos de cunha, nomeadamente; Regular e Estreito. Os tamanhos regulares são de cor escura, enquanto os estreitos são claros. As cunhas Fender-Mate são de cor azul ou verde para definir o lado esquerdo ou direito, respetivamente.

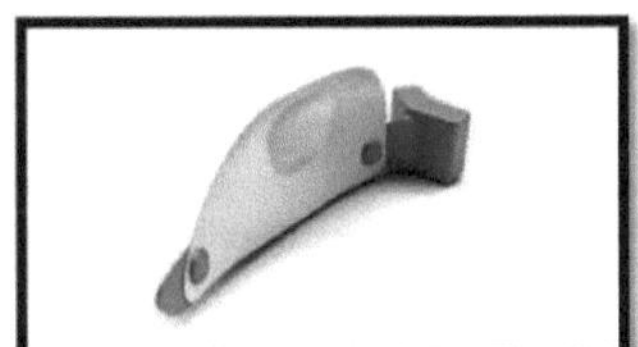

Figura77-Fendermate

(Cortesia-https://directadental.com/products/restorative/fendermate)

Vantagens-

- Concebido para os dentes decíduos
- Colocação fácil
- Dobrável.[38]

Sistema Matrix Posterior utilizado para a elevação da margem profunda:

1) **<u>Matriz Tofflemire modificada</u>** - Um retentor Universal ou Tofflemire com uma matriz curva (curva Greater ou "matriz Banana" semelhante) pode ajudar a fornecer um isolamento essencial necessário para obter uma DME correcta. Embora uma matriz padrão produza tipicamente um perfil de emergência gengival e contorno insuficientes para margens localizadas na vizinhança da junção cimento-esmalte (CEJ). As matrizes curvas são preferíveis, uma vez que proporcionam um melhor perfil de emergência gengival em comparação com as matrizes tradicionais. A presença de substância dentária suficiente nas paredes vestibular e lingual é um pré-requisito para a estabilidade da matriz; a instabilidade é igual ao fracasso da técnica e, nesse caso, o plano de tratamento precisa de ser reconsiderado **(Fig. 78)**. As dimensões da matriz devem ser mais altas do que o nível de elevação desejado, mas suficientemente estreitas para deslizar facilmente na área subgengival. Por este motivo, poderá ter de ser reduzida 2-3 mm com uma tesoura **(Figura 79)**. A estreiteza da matriz facilitará o seu deslizamento subgengival e selará eficazmente a margem. Depois de aplicar a banda de matriz, não deve haver nenhum material de dique de borracha entre o dente e a matriz, assegurando o ajuste correto da matriz. 4[6] **(Figura 80,81)**

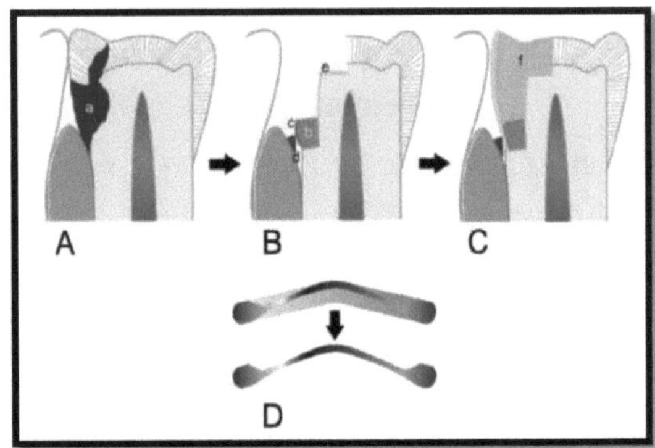

Figura78- Ilustração esquemática da técnica DME A-Imagem pré-operatória mostrando cáries subgengivais B-Alevantamento profundo da margem e construção do assento gengival C-Restauração D-Técnica de banda de matriz modificada a- Cáries subgengivais profundas b- Construção do assento gengival com compósito fluido c-Banda de matriz modificada d- Cunha e-Selamento imediato da dentina f-Restauração com compósito Bulk-fill.

(Cortesia. Geo TD, Gupta S, Gupta SG, Singh Rana K. Is deep margin elevation a reliable tool for cervical margin relocation? Uma revisão comparativa. J Oral Biol Craniofac Res 2024

https://www.researchgate.net/publication/377051555_Is_Deep_margin_el evation_a_r eliable_tool_for_cervical_margin_relocation_-_A_comparative_review)

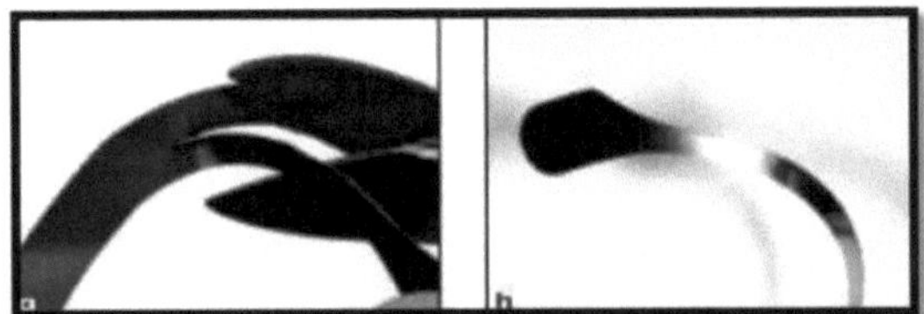

Figura79-Redução da altura da matriz até um máximo de 3 mm

(Cortesia-Magne P, Spreafico RC. Elevação da margem profunda: Uma mudança de paradigma. Am J Esthet Dent 2012.

https://www.researchgate.net/publication/283603520_Deep_margin_eleva tion_A_par adigm_shift)

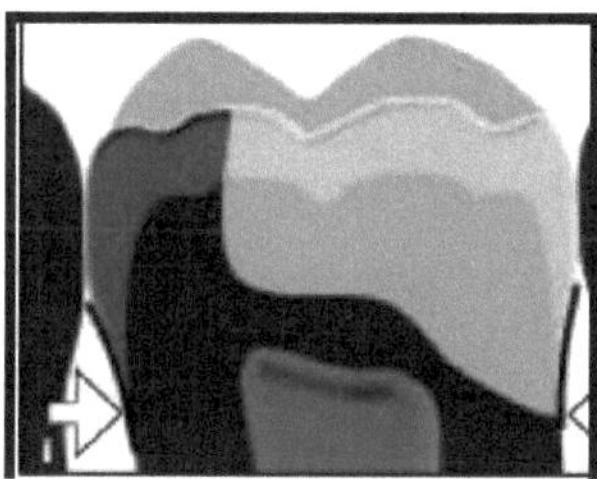

Figura 80 - Matriz curvada após a adaptação. O selamento marginal é fixado

(**Cortesia-Magne** P, Spreafico RC. Elevação da margem profunda: Uma mudança de paradigma. Am J Esthet Dent 2012.

https://www.researchgate.net/publication/283603520_Deep_margin_eleva tion_A_par adigm_shift)

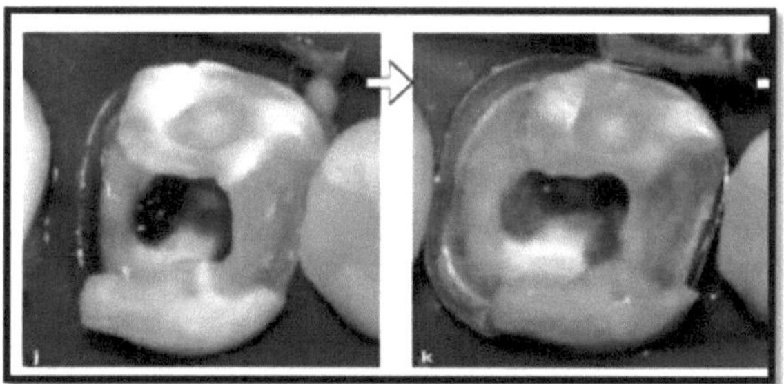

Figura81- Antes e depois da colocação da matriz

(**Cortesia-Magne** P, Spreafico RC. Elevação da margem profunda: Uma mudança de paradigma. Am J

Esthet Dent 2012.

https://www.researchgate.net/publication/283603520_Deep_margin_eleva tion_A_par adigm_shift)

2. **<u>Sistema Matrix in matrix (M.I.M)</u>** - Quando uma lesão é excessivamente localizada e profunda, este método é o último recurso. Esta técnica consiste em fazer deslizar um fragmento seccionado de matriz metálica entre a margem e a matriz existente. [47] As cunhas não são recomendadas nesta técnica; em vez disso, o teflon é colocado entre a matriz da secção e a matriz existente. [46]**(Figura82)**

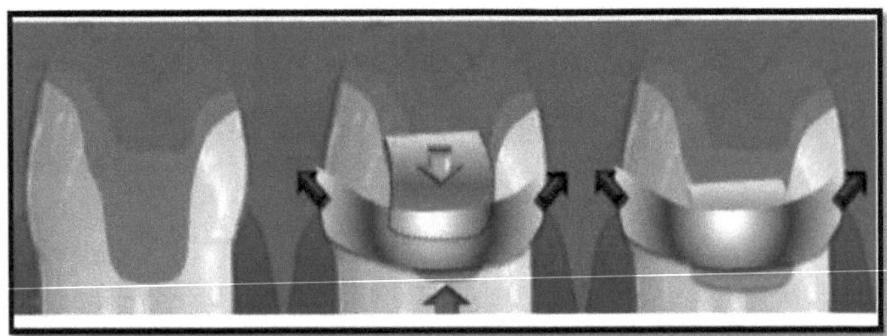

Figura 82-Matriz - numa técnica de matriz para uma lesão extremamente profunda, mas localizada, em que a matriz Tofflemire curva é colocada e deixada ligeiramente solta para deslizar uma peça retangular seccionada de matriz metálica mais profundamente no defeito. A matriz de Tofflemire é então fixada.
(Cortesia-Magne P, Spreafico RC. Elevação da margem profunda: Uma mudança de paradigma. Am J Esthet Dent 2012. https://www.researchgate.net/publication/283603520_Deep_margin_eleva tion_A_par adigm_shift**)**

3) **<u>Matriz de carretel ou matriz de relocalização da margem cervical</u>** - O Dr. Mathew Nejad introduziu a matriz de carretel. Este método de matriz proporciona zonas marginais profundas com boa flexibilidade e forma gengival. A Reel Matrix utiliza uma matriz de tofflemire pré-contornada associada a uma pega aplicadora para a colocação direta de compósito e amálgama **(Figura 83)**. De modo a aumentar a adaptabilidade gengival em

zonas sulculares profundas, é pré-cortada em altura. A forma estreita da matriz oferece o contorno perfeito para acomodar e elevar áreas de margens profundas. O peso leve da bobina da matriz Reel permite-lhe manter-se no lugar durante o procedimento sem se inclinar ou cair, como aconteceria com um contentor tradicional muito pesado. A Reel Matrix é fornecida com 60 matrizes (10 de cada tamanho), 1 instrumento de tensionamento e 4 varinhas de cunha de tamanhos diferentes.

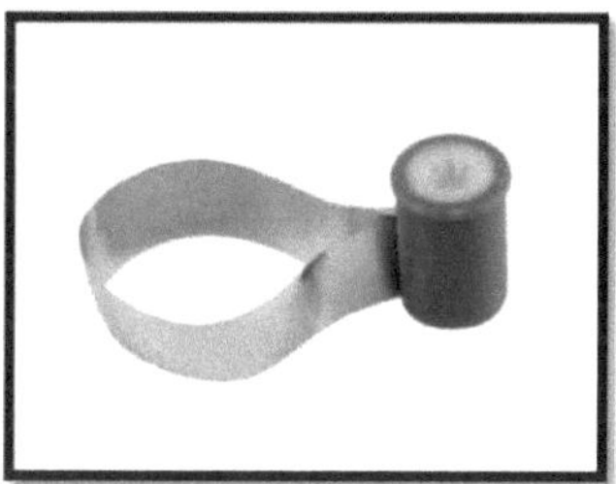

Figura83 - Matriz do carretel (Cortesia-https://www.garrisondental.com/products/reelmatrixtm-matrices-empty-reels)

<u>Indicações de utilização</u>

Classe II e procedimentos de construção de coroas/postes/núcleos. [46]

Instrumentos para desenvolver contactos e contornos ideais

Com a crescente procura de restaurações estéticas e o advento da medicina dentária adesiva, as resinas compostas estão a ganhar popularidade como materiais de restauração posteriores.[48] Nas últimas três décadas, tem havido uma evolução contínua dos materiais e técnicas de resina composta. Devido a isto, é agora possível restaurar de forma previsível a forma ideal do dente, sendo ao mesmo tempo minimamente invasivo e melhorando a estética da dentição do paciente.[49] São introduzidas várias estratégias para desenvolver contactos e contornos ideais com restaurações directas posteriores em compósito. Entre elas, destacam-se

- Instrumentos de formação de contactos
- Pastilhas de cerâmica
- Dicas de iluminação. [44]

1. instrumentos de formação de contactos

Estes são instrumentos especiais concebidos para criar contactos óptimos com compósitos posteriores. Empurram a matriz para a área de contacto durante a fotopolimerização.

Por exemplo: Contact Pro (CEJ Dental, San Juan, Capistrano) **(Figura84),** Optra contact (Ivoclar, Vivadent) **(Figura85),** Contact Former **(Figura86).** [44]

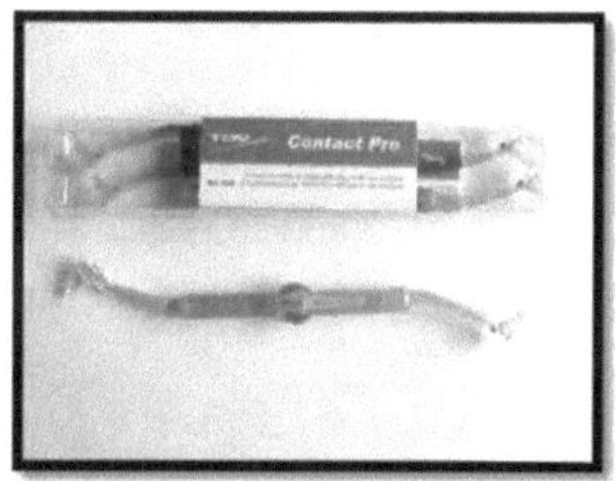

Figura84 - Instrumento Contact Pro

(Cortesia - https://www.e-skirgesa.lt/instruments-to-obtain-the-contact-point-contact-pro-2-pcs)

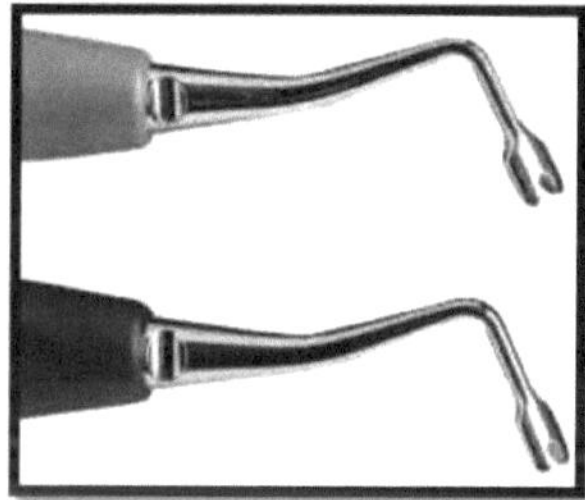

Figura85-Instrumento de enformação por contacto Optra.

(Cortesia-Raghu R, Srinivasan R. Otimização da forma do dente com restaurações directas posteriores em compósito. J Conserv Dent 2011.

https://www.ncbi.nlm.nih.gov/pmc/articles/PMC3227275/)

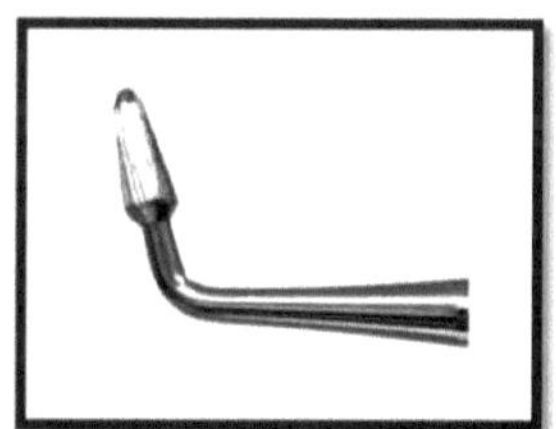

Figura 86 - Anteparo de contacto

(Cortesia - https://optident.co.uk/product/composite-contact-former-dr-belvedere-ccf-regular/)

i. Contacte a Pro Instrument

O Contact Pro Instrument produz contactos interproximais com contornos e posições ideais, de forma rápida e consistente, em restaurações directas de compósito de Classe II **(Figura 87)**. As suas vantagens incluem:

- Extremidades angulares marcadas para as cavidades mesial e distal, o que é ideal para empurrar ou puxar o material compósito na direção do contacto.
- Bola arredondada posicionada a meio do cabo, o que aumenta a facilidade com que aplica pressão contra a banda da matriz.
- A ponta em forma de cone possui um concentrador de luz que assegura a polimerização completa nas preparações mais profundas da caixa proximal.
- Disponível em tamanho grande e mais pequeno para se adaptar a pequenas preparações, mesmo em crianças. [44]

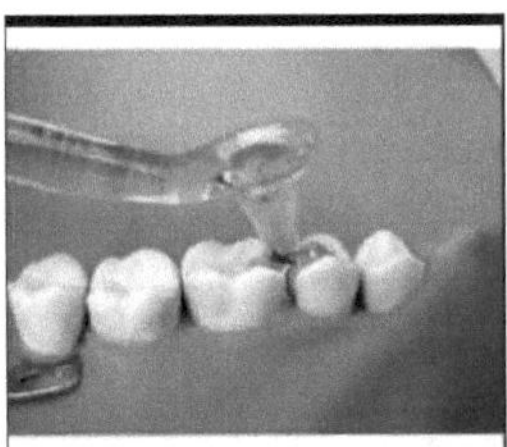

Figura87 - Instrumento Pro de contacto

(Cortesia - https://www.e-skirgesa.lt/instruments-to-obtain-the-contact-point-contact-pro-2-pcs)

i i. Optra Contact - Instrumento de formação de contactos

Este instrumento possui uma ponta de trabalho bifurcada patenteada com a qual é formada uma ponte de compósito enquanto a primeira camada é polimerizada.

Vantagens:

- Fácil de utilizar.
- Altamente eficaz.
- Consegue a estabilização da matriz durante a fotopolimerização.
- Permite criar seletivamente contactos anatomicamente correctos do terço superior na superfície proximal. [38] **(Figura 88)**

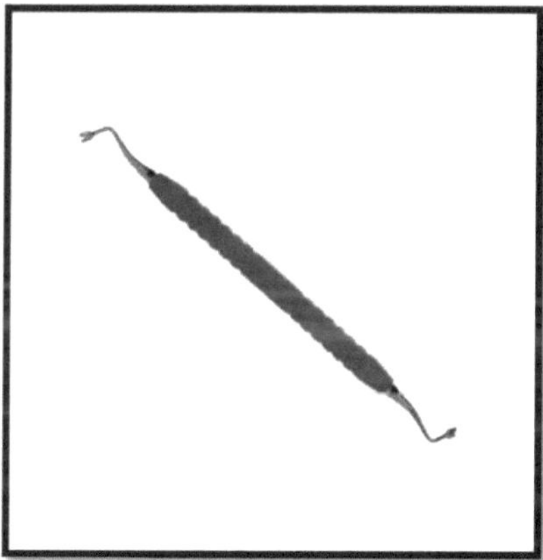

Figura 88- Optra Contact - Instrumento de formação de contactos

(Cortesia-https://www.dentaltix.com/en/ivoclar-vivadent-optracontact-molar-instrument)

iii. American Eagle Composite Contacto anterior

Esta formadora de contacto de compósito American Eagle tem uma cabeça serrilhada de secção transversal oval para assegurar a retenção mecânica. A superfície plana de torção da pega leve proporciona uma maior alavancagem ao aplicar o material compósito **(Figura 89)**. Após os passos preliminares e a colocação de algum material compósito na área da caixa proximal, o instrumento é empurrado para dentro do compósito e pressionado contra a área de contacto durante a polimerização ligeira.[44] Subsequentemente, foram acrescentados incrementos adicionais.

Não eram utilizados com frequência porque:

a) São demasiado largos para a maioria das cavidades.

b) Além disso, os contactos produzidos por eles estavam mais próximos da crista marginal, enquanto que o contorno proximal foi considerado inexistente.[50]

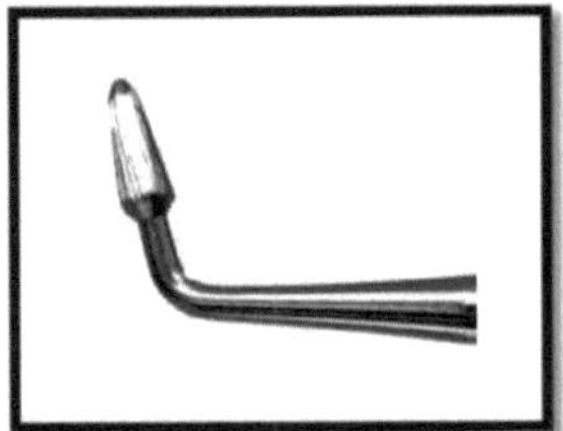

Figura 89 - Matriz de contacto em compósito American Eagle

(Cortesia - https://optident.co.uk/product/composite-contact-former-dr-belvedere-ccf-regular/)

2. Pastilhas de cerâmica

As pastilhas de cerâmica pré-fabricadas, como o Beta Quartz (Lee Pharmaceuticals Co., Califórnia), são formadas por um composto de vidro à base de sílica que, quando aquecido, cristaliza para formar uma cerâmica. Estas pastilhas estão disponíveis em vários tamanhos com abrasivos de diamante de tamanho adequado para a preparação da cavidade **[Figura 90]**. A pastilha é tratada com um agente de acoplamento de silano para melhorar a ligação com o compósito. A utilização destas pastilhas desloca a maior parte do compósito do volume da restauração, melhorando assim as propriedades da restauração. Os seus principais benefícios são a excelente adaptação da margem gengival e a criação de contactos apertados. [44]

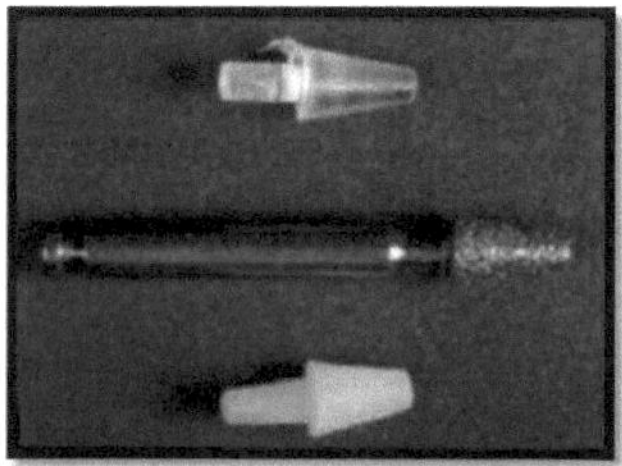

Figura 90- Pastilhas Cerana com abrasivo diamantado de tamanho adequado
(Cortesia-Raghu R, Srinivasan R. Otimização da forma do dente com restaurações directas posteriores em compósito. J Conserv Dent 2011).

Wafa *et al*[51] em 2003 realizaram um estudo para avaliar a qualidade dos contactos proximais de restaurações de compósito posteriores colocadas com quatro técnicas de restauração, nomeadamente: cunha e matriz tradicionais (Grupo 1), utilização de um acessório de ponta leve (Grupo 2), utilização do instrumento manual Contact Pro (Grupo 3) e utilização de pastilhas de cerâmica de vidro Beta Quartz (Grupo 4). Foi referido que a utilização de inserções (Grupo 4) resultou numa melhor taxa de contactos proximais aceitáveis em restaurações posteriores de compósito do que as 3 outras técnicas.

3. Dicas de luz

Ao contrário do que acontece com as restaurações de amálgama de prata, a adaptação da margem gengival tem sido problemática com os compósitos directos posteriores. Este aspeto é considerado o "calcanhar de Aquiles" da maioria das restaurações posteriores em compósito.

Para melhorar a adaptação gengival dos compósitos posteriores, foi recomendada a utilização de pontas de luz. Estas são pontas de plástico especiais que se encaixam na maioria das varinhas de luz. Ajudam a focar a luz mais perto da margem gengival, melhorando assim a polimerização e a adaptação do material compósito **[Figura 91]**. [44]

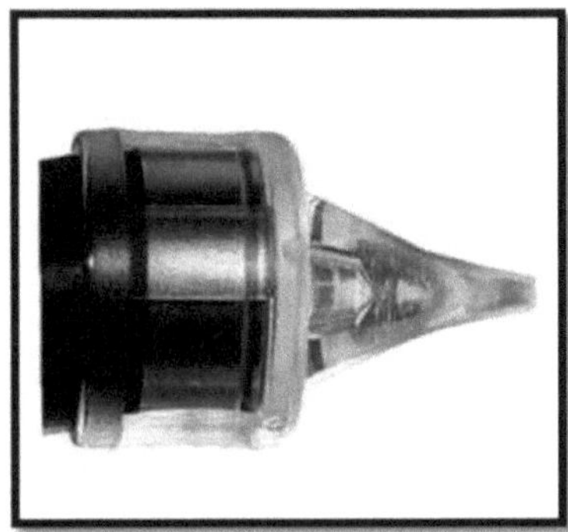

Figura 91- Ponta de luz colocada sobre o bastão de luz (Cortesia-Raghu R, Srinivasan R. Otimização da forma do dente com restaurações directas posteriores em compósito. J Conserv Dent 2011. **https://www.ncbi.nlm.nih.gov/pmc/articles/PMC3227275/)**

Os investigadores demonstraram que, no caso dos compósitos directos, a utilização de feixes de luz equipados com pontas de luz reduz significativamente a fuga na margem gengival. [52]No entanto, estas pontas podem ser demasiado grandes para preparações conservadoras e também as pontas são mais propensas a partir-se. (42,50)

Separação de dentes

O movimento dentário ou separação de dentes é definido como o processo de separar os dentes envolvidos, afastando-os ligeiramente uns dos outros ou aproximando-os uns dos outros e/ou alterando a sua posição espacial numa ou mais dimensões. A separação dos dentes pode ser necessária durante alguns procedimentos de restauração para melhorar a forma conveniente para o dentista, para evitar danos nos dentes e nos seus tecidos de suporte e para obter contactos e contornos adequados.

Motivo da separação dos dentes:

1. **Diagnóstico-Para** exame de cáries proximais iniciais que normalmente não são vistas na radiografia.

2. **Preparação da cavidade - Para** proporcionar uma acessibilidade adequada à área proximal durante a restauração de cavidades de Classe II e Classe III (**Figura 92**).

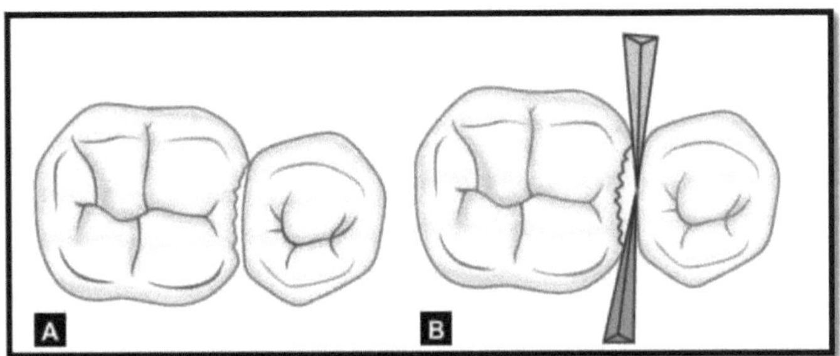

Figura 92 - A separação de dentes permite o acesso à área proximal durante as preparações de classe II e III (A) Antes da separação; (B) Após a separação

(**Cortesia-** Garg N , Garg A .Evolução da matriz para restaurações de classe 2. Livro de texto de dentisteria operatória 5th Edition. Jaypee Brothers Medical Publishers Ltd; 2010)

3. **Polimento de restaurações -** A separação ajuda a facilitar o polimento das superfícies proximais.

4. **Colocação da matriz**: Um espaço suficiente permite a inserção correcta das bandas de matriz durante a restauração da estrutura dentária cariada.

5. **Reposicionamento de dentes deslocados**: Também ajuda, em certa medida, no reposicionamento de dentes inclinados ou deslocados que ocorreram devido a cáries ou a qualquer trauma, ajudando assim a manter a saúde periodontal.[3]

MÉTODOS DE SEPARAÇÃO DE DENTES

Existem dois métodos para efetuar a separação dos dentes:

A) Separação lenta ou retardadaB) Separação rápida ou imediata.[23]

A. Separação lenta ou retardada

Nesta separação, os dentes são afastados lenta e gradualmente através da inserção de material entre os dentes. Normalmente, esta separação demora muito tempo, ou seja, de vários dias a semanas

Indicação

Dentes inclinados, desviados e rodados em que a separação rápida não é útil.

Vantagem

Uma das principais vantagens da separação lenta dos dentes é o facto de o reposicionamento dos dentes ocorrer sem danificar as fibras do ligamento periodontal.

Desvantagens

- Demora muito tempo e requer muitas visitas.

Métodos para obter uma separação lenta

a) Separação de anéis/bandas de borracha.

b) Lençol de borracha para diques.

c) Fio de ligadura/fio de cobre.

d) Aparelhos ortodônticos fixos.

a) Anel de **borracha de separaçãoZBands-**

Pode utilizar um elástico de separação utilizado para fins ortodônticos para conseguir uma separação lenta **(Figura 93)**.

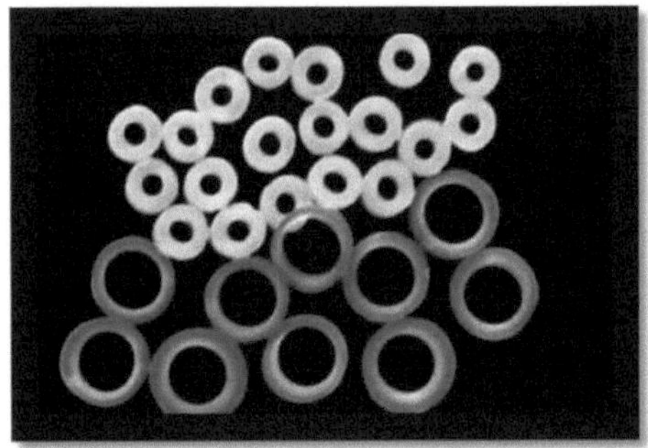

Figura93 - Separação das bandas de borracha do anelZ

(Cortesia-Garg N , Garg A .Evolução da matriz para restaurações de classe 2. Livro de texto de dentisteria operatória 5th Edition. Jaypee Brothers Medical Publishers Ltd; 2010)

b) **Lençol de borracha para diques-**

Um pequeno pedaço de folha de borracha pesada ou extra pesada pode ser esticado e posicionado na área de contacto entre os dentes. A separação ocorre devido à espessura da folha e o tempo necessário para a separação varia de 1 hora a 24 horas ou mais.**(Figura94)**

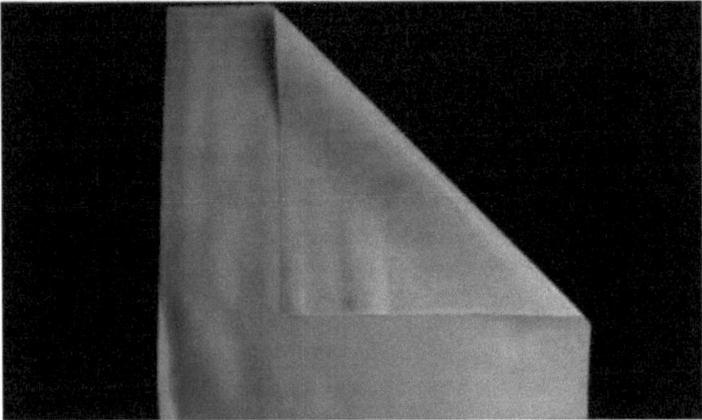

Figura 94 - Lençol de borracha para barragens

(Cortesia-Garg N , Garg A .Evolução da matriz para restaurações de classe 2. Livro de texto de dentisteria operatória 5th Edition. Jaypee Brothers Medical Publishers Ltd; 2010)

c) **Separar os fios de ligadura**:

O fio de ligadura ortodôntico de latão pode ser passado através do triângulo de embrasura por baixo da área de contacto para formar um laço à volta da área de contacto **(Figura 95)**. As duas extremidades podem ser torcidas em conjunto para criar uma separação não superior a 0,5 mm. O fio pode ser apertado periodicamente para aumentar a separação **(Figura 96)**. A separação é geralmente conseguida em 2-3 dias.

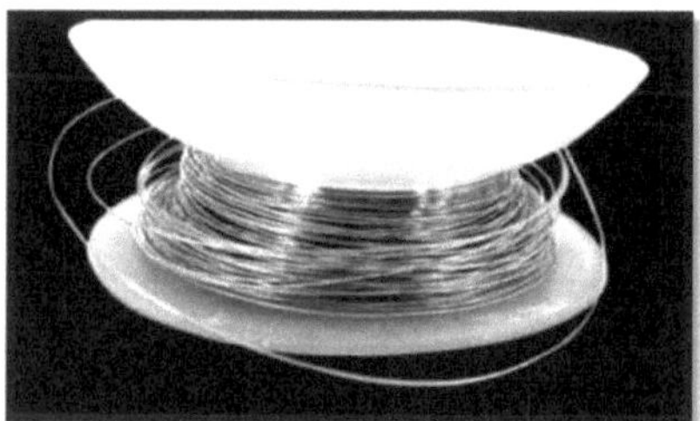

Figura 95- Fio de ligadura

(Cortesia-Garg N , Garg A .Evolução da matriz para restaurações de classe 2. Livro de texto de dentisteria operatória 5th Edition. Jaypee Brothers Medical Publishers Ltd; 2010)

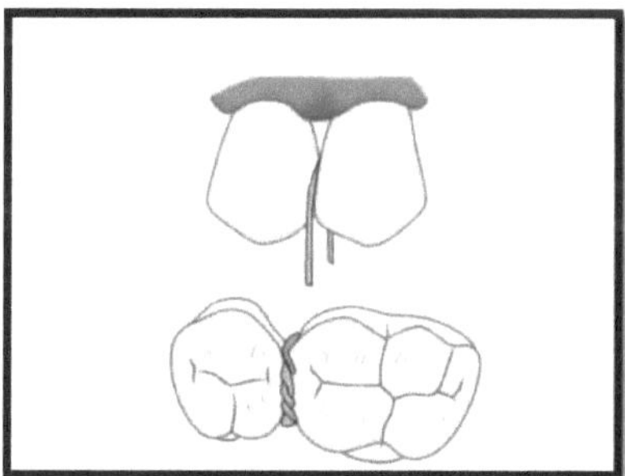

Figura 96 - Para separar os dentes, passe o laço de arame por baixo da área de contacto e aperte o laço torcendo as duas extremidades.

(Cortesia-Garg N , Garg A .Evolução da matriz para restaurações de classe 2. Livro de texto de dentisteria operatória 5th Edition. Jaypee Brothers Medical Publishers Ltd; 2010)

d) **Aparelhos ortodônticos fixos**

É o método mais previsível e eficaz. Só é indicado quando é necessário um reposicionamento extensivo de dentes desalinhados.[3] **(Figura 97)**

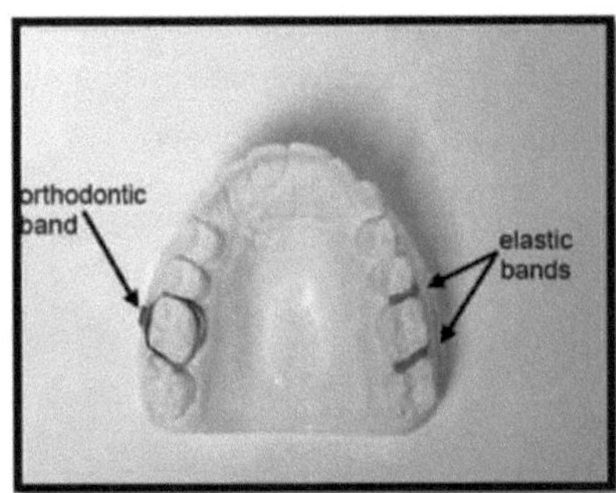

Figura 97 - Aparelhos ortodônticos fixos

(Cortesia-Garg N , Garg A .Evolução da matriz para restaurações de classe 2. Livro de texto de dentisteria operatória 5th Edition. Jaypee Brothers Medical Publishers Ltd; 2010)

B) Separação Rápida ou Imediata de Dentes

A separação rápida é o método mais frequentemente utilizado, no qual a separação dos dentes pode ser conseguida num espaço de tempo muito curto.

Vantagens

- Mais útil e vantajoso do que os separadores lentos.
- Mais rápido do que os separadores lentos.
- Mais previsível.

Princípios utilizados no separador rápido

1)Princípio da tração 2)Princípio da cunha.

1) **Princípio de tração**:

Este tipo de princípio utiliza sempre dispositivos mecânicos que envolvem a zona proximal do dente com braços de suporte. Estes braços de suporte são afastados para criar a separação entre os dentes em contacto. Os dispositivos que se seguem baseiam-se neste princípio:

a) Separador de arco duplo de Ferrier b) Separador verdadeiro não interferente.

a) Separador de arco duplo Ferrier

Como o nome indica, o separador de arco duplo Ferrier tem dois arcos **(Figura 98)**. Cada arcada engata na superfície proximal do dente, apenas na área de contacto com a gengiva **(Figura 99)**. A massa de impressão é utilizada para estabilizar os arcos nos dentes. É utilizado um sistema "Wrench" para rodar as barras roscadas, o que ajuda a provocar a separação.

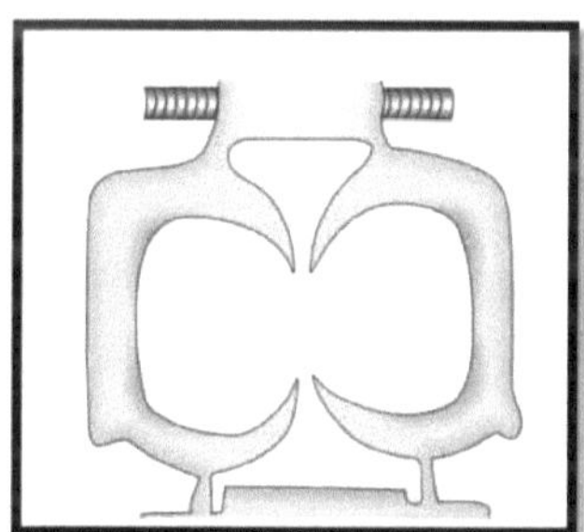

Figura 98 - Separador de arco duplo Ferrier

(Cortesia-Garg N , Garg A .Evolução da matriz para restaurações de classe 2. Livro de texto de dentisteria operatória 5th Edition. Jaypee Brothers Medical Publishers Ltd; 2010)

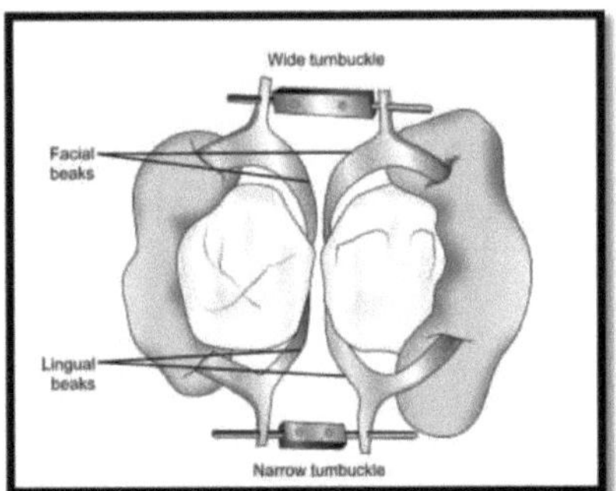

Figura99- Dois arcos do separador de arco duplo de Ferrier engatam na superfície proximal do dente, apenas na área gengival de contacto.

(Cortesia-Garg N , Garg A .Evolução da matriz para restaurações de classe 2. Livro de texto de dentisteria operatória 5th Edition. Jaypee Brothers Medical Publishers Ltd; 2010)

<u>Vantagens</u>

- Estabilização da separação durante todo o funcionamento.
- A separação é conseguida à custa de ambos os dentes de contacto

<u>Utilizações</u>

Preparação do dente e durante o acabamento e polimento de uma restauração direta de ouro de classe III. [23]

b) <u>Separador verdadeiro não interferente</u>

Como o nome indica, é um separador rápido de tipo não interferente. É utilizado quando é necessária uma separação estabilizada contínua. **(Figura 100)**

Vantagens-

- A separação pode ser aumentada ou diminuída após a estabilização. [3]

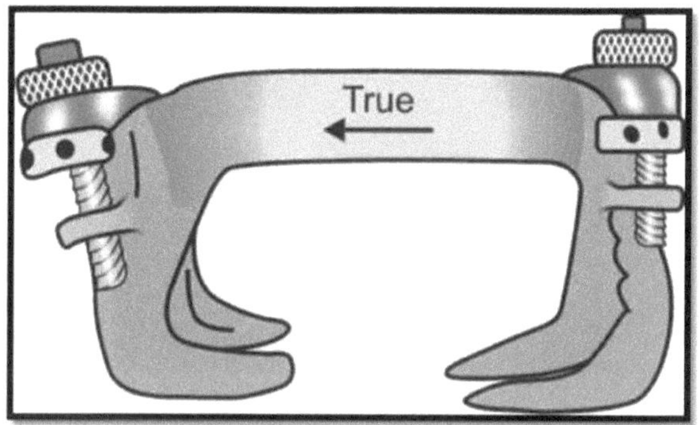

Figura 100 - Separador verdadeiro sem interferências

(**Cortesia** - https://www.jaypeedigital.com/book/9788184489033/chapter/ch27)

2) **Princípio da cunha**: Um dispositivo mecânico pontiagudo, em forma de cunha, é inserido sob a área de contacto dos dentes, que por sua vez produzem a separação. Isto é normalmente conseguido por dois meios:

a. Separador Elliot. b. Cunhas.

a. Separador de Elliot

Também conhecido como separador de **"garra de caranguejo"** devido à sua conceção **(Figura 101)**. Trata-se de um dispositivo mecânico constituído por um único arco com duas maxilas de suporte que podem ser ajustadas por um botão. As maxilas são posicionadas entre a gengiva e a área de contacto sem danificar a área interproximal. **(Figura 102)** Quando o botão é rodado no sentido dos ponteiros do relógio, as maxilas movem-se uma em direção à outra, separando assim os dentes. O grau de separação não deve ser maior do que a espessura do ligamento periodontal, ou seja, 0,2 a 0,5 mm3.

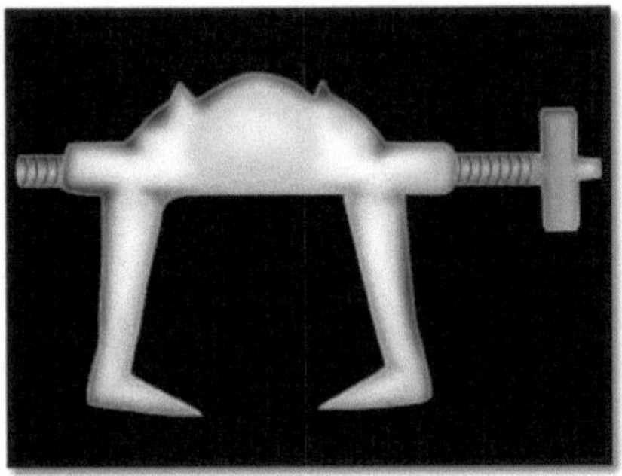

Figura 101 - Separador de Elliot

(Cortesia-Garg N , Garg A .Evolução da matriz para restaurações de classe 2. Livro de texto de dentisteria operatória 5th Edition. Jaypee Brothers Medical Publishers Ltd; 2010)

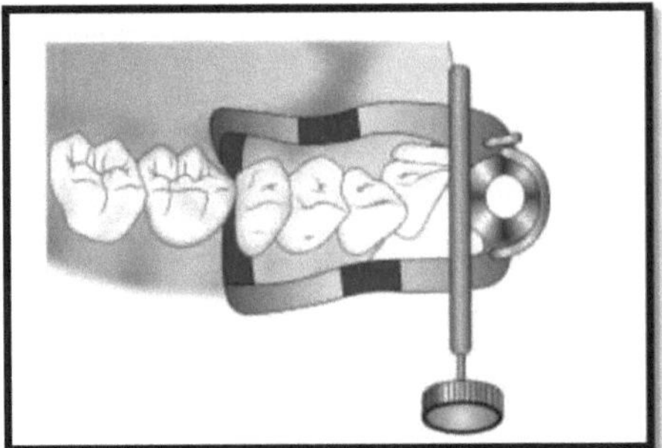

Figura102 - Aqui, as duas maxilas de suporte estão posicionadas entre a gengiva e a área de contacto.

(Cortesia-Garg N , Garg A .Evolução da matriz para restaurações de classe 2. Livro de texto de dentisteria operatória 5th Edition. Jaypee Brothers Medical Publishers Ltd; 2010)

Utilizações:

Utilizado para exame e polimento final de restaurações proximais.

b) <u>Cunhas</u>:

As cunhas são dispositivos que são geralmente preferidos para a separação rápida dos dentes **(Figura 103)**.

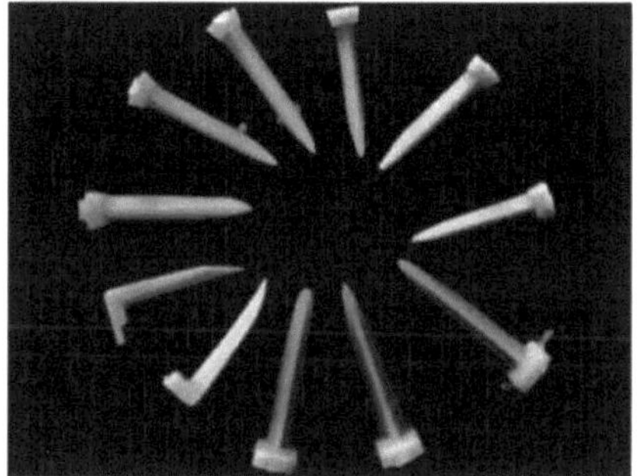

Figura103- Cunhas

(Cortesia-Garg N , Garg A .Evolução da matriz para restaurações de classe 2. Livro de texto de dentisteria operatória 5th Edition. Jaypee Brothers Medical Publishers Ltd; 2010)

Vantagens-

- Ajuda na separação rápida dos dentes
- Evita a saliência gengival da restauração
- Preveja um espaço para compensar a espessura da banda da matriz
- Ajuda na estabilização do retentor e da matriz durante os procedimentos restauradores **(Figura 104)**.

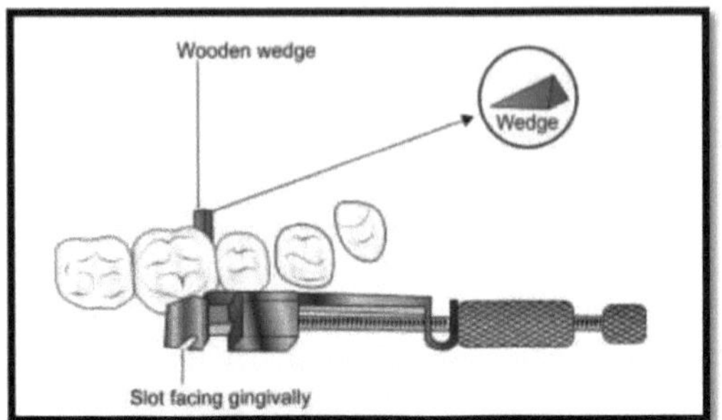

Figura104-A cunha ajuda a estabilizar o retentor e a banda da matriz

(Cortesia-Garg N , Garg A .Evolução da matriz para restaurações de classe 2. Livro de texto de dentisteria operatória 5th Edition. Jaypee Brothers Medical Publishers Ltd; 2010)

- Também proporciona uma adaptabilidade estreita da banda de matriz nas porções cervicais das restaurações proximais, ajudando assim a obter o contorno e a forma correctos na área cervical.
- Ajuda a retrair e a deprimir o tecido gengival interproximal, minimizando assim o trauma nos tecidos moles. [3]

Eli *et al* (1991)[53] na sua revisão discutiu a importância das cunhas na dentisteria de restauração e afirmou que as bandas de matriz e as cunhas são normalmente utilizadas para evitar margens salientes na área proximal. A cunha aplicada sela a interface matriz/cavidade, cria uma pequena separação entre os dentes para compensar a espessura da banda de matriz e afecta o contorno proximal. A má adaptação da banda de matriz ou da cunha resulta em falhas clínicas, tais como margens salientes, contorno defeituoso da parede proximal e pontos de contacto inadequados.

Tipos de cunhas - As cunhas podem ser de diferentes materiais: Madeira, plástico ou silicone.

A)**Cunhas de madeira**

As cunhas de madeira são feitas de madeira macia como o pinho ou de madeira dura como o carvalho **(Figura 105)**. Estas são as mais utilizadas e preferidas, uma vez que podem ser facilmente aparadas e encaixadas no rebordo gengival. Adapta-se bem ao espaço gengival porque as cunhas de madeira absorvem água, aumentando assim a retenção interproximal. Também proporciona estabilização à banda de matriz.

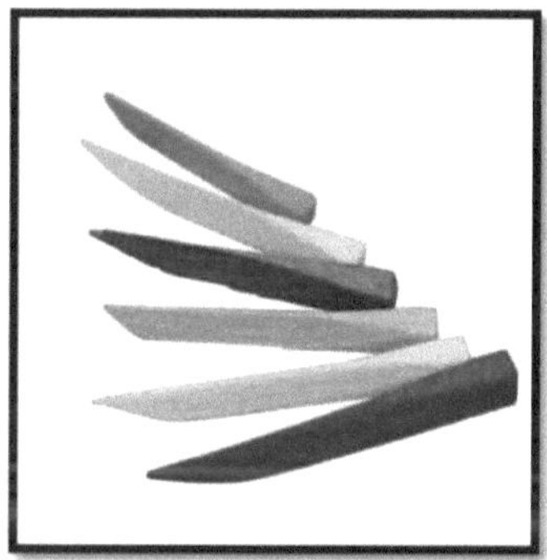

Figura 105 - Cunhas de madeira

(Cortesia-Markose A. Restaurando os contactos proximais dos dentes. IOSR J Dent Med Sci 2017.

https://www.iosrjournals.org/iosr-jdms/papers/Vol16-issue6/Version-11/G1606114649.pdf)

Disponível em duas formas :

1. Triangular2 . Redondo

1. **Cunha triangular**

São as cunhas mais utilizadas. Tem duas posições - o ápex e a base. O ápice da cunha geralmente fica na porção gengival da área de contacto. A base fica em contacto com a gengiva **(Figura 106)**. É usada em preparos dentários com margens gengivais profundas, porque a maior dimensão transversal da cunha está na base (consequentemente, ela irá envolver mais facilmente a superfície clínica restante do dente). Isto ajuda na estabilização e retração da gengiva.[23]

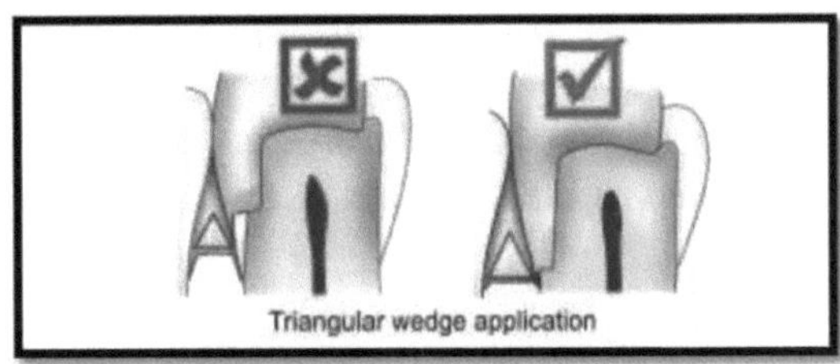

Figura106- Cunha triangular

(Cortesia-Garg N , Garg A .Evolução da matriz para restaurações de classe 2. Livro de texto de dentisteria operatória 5th Edition. Jaypee Brothers Medical Publishers Ltd; 2010)

2. **Cunhas redondas**

São fabricadas a partir de palitos de madeira, cortando a parte apical. A cunha tem uma forma uniforme. A cunha redonda colocada no espaço gengival protege a gengiva durante o encaixe proximal. É preferida com a caixa proximal conservadora porque a sua ação de cunha é mais oclusal do que com a cunha triangular **(Figura 107)**.[3]

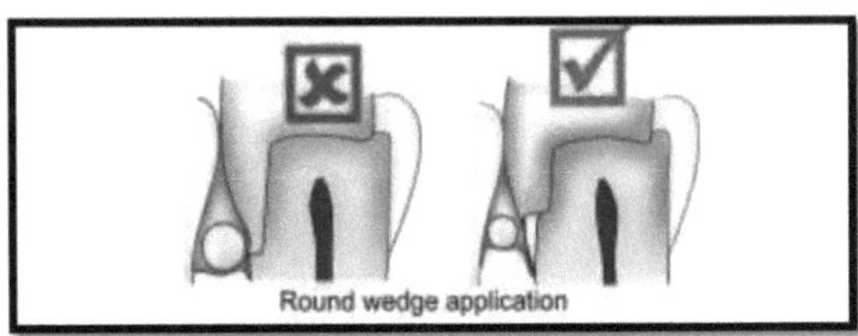

Figura 107- Cunha redonda.

(Cortesia-Garg N , Garg A .Evolução da matriz para restaurações de classe 2. Livro de texto de dentisteria operatória 5th Edition. Jaypee Brothers Medical Publishers Ltd; 2010)

B) <u>Cunhas de plástico:</u>

As cunhas de plástico estão comercialmente disponíveis para utilização com matrizes transparentes ou metálicas. As cunhas de plástico são utilizadas colocando-as no espaço interdentário. Permite a compressão da gengiva sem qualquer dano, o que reduz o risco de hemorragia. No entanto, não podem ser aparadas e, por conseguinte, não podem ser adaptadas à medida **(Figura 108).**

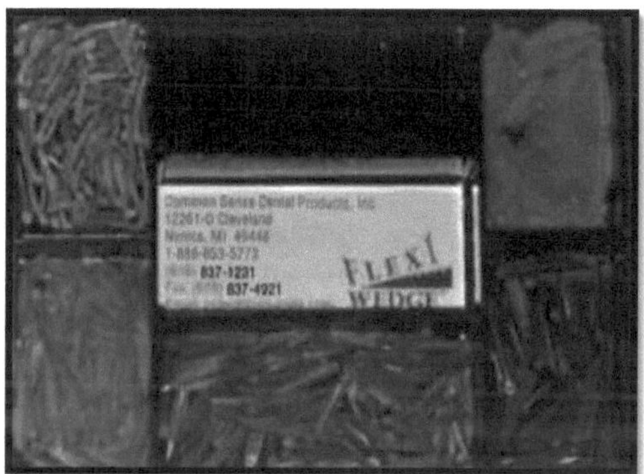

Figura108- Cunhas de plástico

(Cortesia - Raghu R , Srinivasan S. Matrizes. Princípios e prática da medicina dentária clínica operativa. Emmess Medical Publishers. 2nd Edition; 2011).

<u>Tipos de cunhas de plástico</u>

I. **<u>Cunhas normais</u>**: São semelhantes às cunhas de madeira na sua forma e utilização **(Figura 109)**.

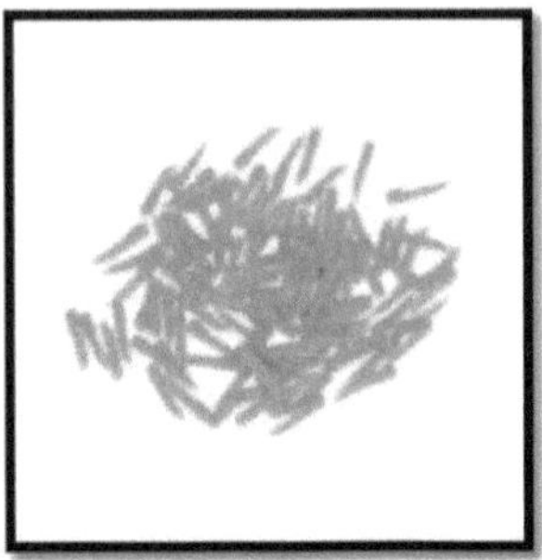

Figura109-Cunhas normais

(Cortesia - https://mjndiamart.com/proddetail/dental-plastic-wedges-23143396188.html)

II. **Cunhas em forma de onda**: A sua forma curva ajuda a colocar facilmente e a selar corretamente os orifícios vestibulares e linguais sem afetar a gengiva **(Figura 110)**.

As cunhas em forma de onda estão disponíveis em três tamanhos diferentes, ou seja, pequeno (branco), médio (cor-de-rosa) e grande (violeta).

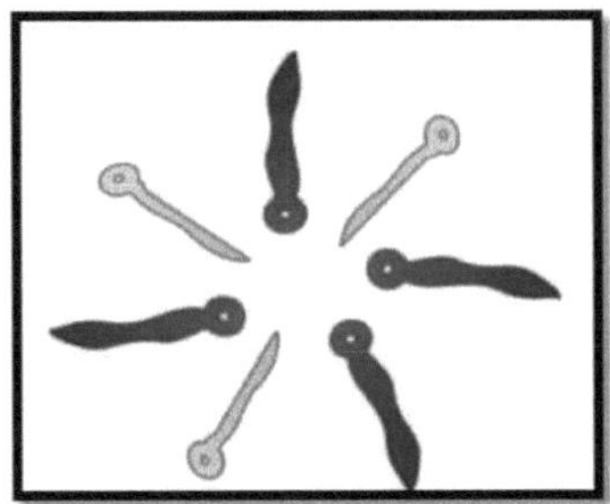

Figura110- Cunhas em forma de onda

(Cortesia-Garg N , Garg A .Evolução da matriz para restaurações de classe 2. Livro de texto de dentisteria operatória 5th Edition. Jaypee Brothers Medical Publishers Ltd; 2010)

III. __Cunhas transmissoras de luz__ - Trata-se de um tipo especial de cunhas de plástico que são transparentes e têm um núcleo refletor de luz **(Figura 111),** concebidas para serem utilizadas com matrizes transparentes durante a colocação de restaurações de resina composta de classe II.

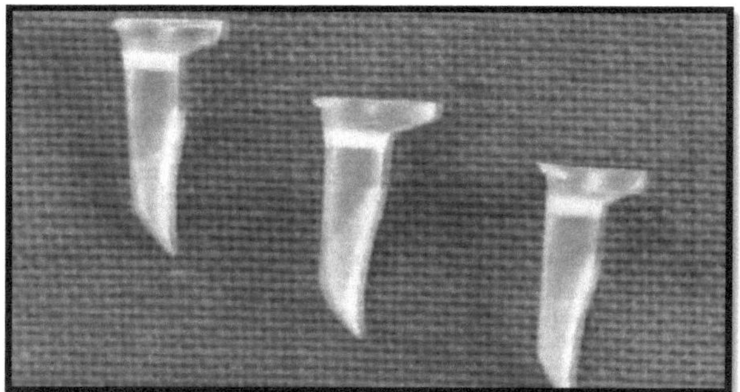

Figura111- Cunhas emissoras de luz

(Cortesia- Markose A. Restaurando os contactos proximais dos dentes. IOSR J Dent Med Sci 2017.

https://www.iosrjournals.org/iosr-jdms/papers/Vol16-issue6/Version-11ZG1606114649.pdf)

__Vantagens__

- Ajuda a reduzir o encolhimento da polimerização devido à transmissão de luz.
- Melhor adaptabilidade.[23]

C)__Cunhas de silicone__:

As cunhas de silicone são feitas de material de silicone de alta qualidade, que é macio, seguro e não tóxico. É fabricado com borracha de silicone especial, que oferece resistência ao calor até 121^{0} C. O anel delta com dentes duplos é o mais adequado para a aplicação de cunhas de silicone.

As cunhas de silicone, juntamente com as matrizes seccionais, proporcionam uma adaptação e selagem gengivais completas. É uma ferramenta essencial e eficaz para a restauração de cavidades. **(Figura112)**

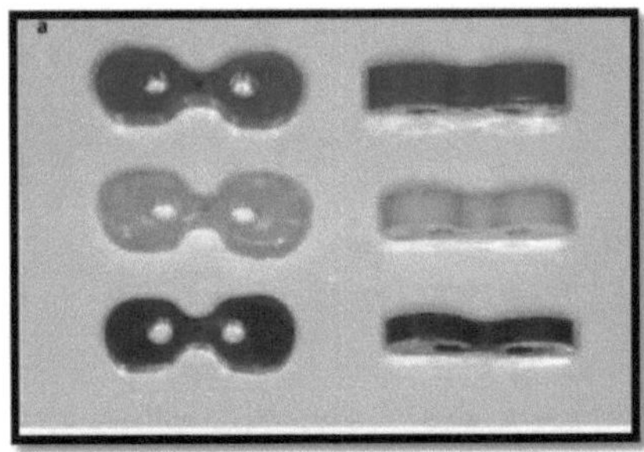

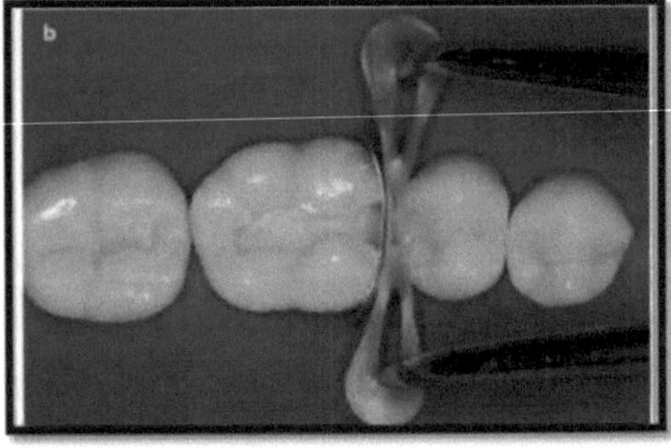

Figura112- Cunhas de silicone (Cortesia-https://www.dentalkart.com/russia-tor-vm-elastic-wedges.html)

Sistema de cunha especial;

A) Cunhas utilizadas para a elevação da margem profunda.

1) Composi-Tight 3D Fusion Ultra Adaptive Wedges - Estas são cunhas interproximais adaptativas que são facilmente inseridas e permitem a separação dos dentes. As cunhas incluem barbatanas que ajudam a reter as cunhas após a inserção, e têm uma camada exterior macia que se molda à superfície da raiz para proporcionar uma vedação. **As cunhas Composi- Tight 3D Fusion Ultra Adaptive** foram concebidas para serem utilizadas com qualquer sistema de matriz. Estão disponíveis em quatro tamanhos codificados por cores: x-pequeno (amarelo), pequeno (azul), médio (laranja) e grande (verde) **(Figura 113)**. As cunhas podem ser adquiridas em kits de 200 ou 400 que contêm os quatro tamanhos e também estão disponíveis em caixas de recarga de tamanho único de 50 ou 100.

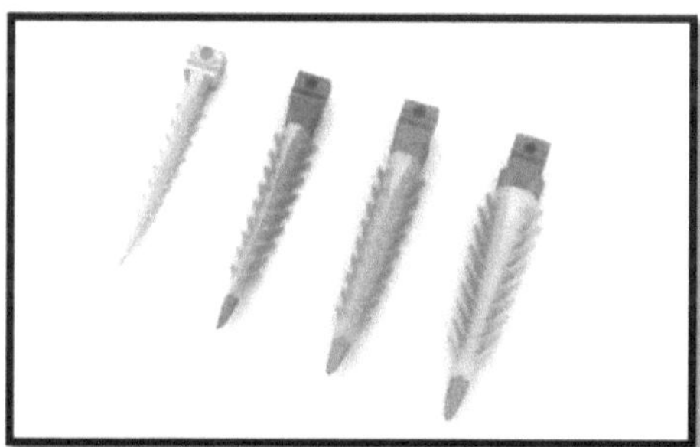

Figura 113-Composi - Cunhas Ultra Adaptativas de fusão 3D apertadas

(Cortesia-https://dentacarts.com/products/garrison-composi-tight-3d-fusion-ultra- adaptive-wedge_1)

Vantagem-

a) A rigidez e as barbatanas da cunha ajudam a manter a banda da matriz no lugar.

b) Sela completamente o pavimento gengival.

c) A sua suavidade global reduz o traumatismo gengival.

d) As suas barbatanas aumentam o contacto gengival, tornando possível empurrar a banda de matriz contra a margem gengival sem ficar com uma saliência.[54]

A tabela 2 mostra os diferentes tipos de cunhas e as suas indicações.

(Cortesia-Garg N , Garg A .Evolução da matriz para restaurações de classe 2. Livro de texto de dentisteria operatória 5th Edition. Jaypee Brothers Medical Publishers Ltd; 2010)

Types of wedges	Indications
Round wooden	Conservative class II preparations
Triangular wooden	Preparation with deep gingival margin
Light transmitting wedge/Plastic wedges	Cervical portion of class II composite restoration

Requisitos ideais das cunhas:

Seleccione o tipo e a forma de acordo com as suas necessidades. Estes são:

- O comprimento da cunha deve situar-se no intervalo de 1 a 1,2 cm.

- Não deve irritar a língua, as bochechas e os tecidos gengivais

- A cunha deve ser inserida por baixo da área de contacto no espaço gengival **(Figura 114)**

- Normalmente, é introduzido a partir da zona lingual, uma vez que esta é mais larga do que a zona bucal. Por vezes, quando irrita a língua, também pode ser inserido a partir da zona bucal.

- A cunha deve ser firme e estável durante o procedimento de restauração

- Não deve ser introduzido à força na zona de contacto, o que pode provocar dor e inchaço.

[3]

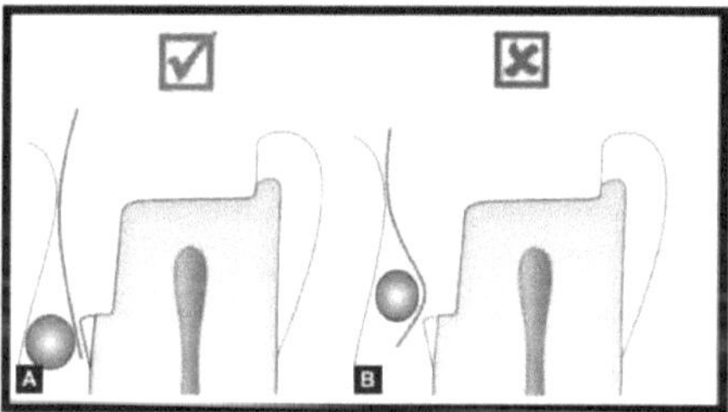

Figura114-Cunha no lugar: (A) Posição correcta; (B) Posição incorrecta

(Cortesia-Garg N , Garg A .Evolução da matriz para restaurações de classe 2. Livro de texto de dentisteria operatória 5th Edition. Jaypee Brothers Medical Publishers Ltd; 2010)

Técnicas de cunha -

Existem diferentes tipos de técnicas de cunha que são utilizadas:

a) Técnica de cunha única

b) Técnica de cunha dupla

c) Cunha de cunha

d) Cunhagem à volta.

a) <u>**Técnica de cunha simples**</u> -

Nesta técnica, a banda de matriz é colocada na posição pretendida e a cunha é colocada a partir da abertura lingual ou vestibular, consoante o que for maior a partir da extremidade pontiaguda. De seguida, a banda é apertada firmemente contra o dente **(Figura 115)**.

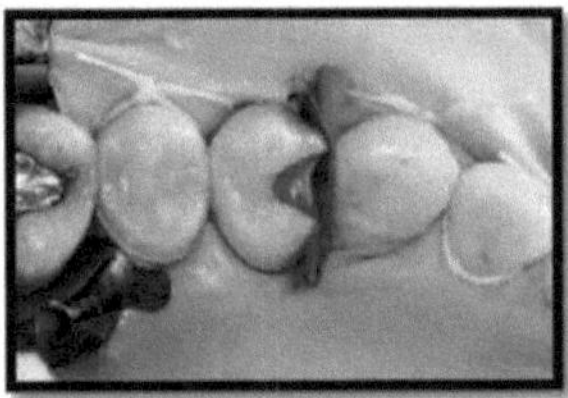

Figura115-Técnica de cunha simples

(Cortesia - Patras M, Doukoudakis S. Restaurações de compósito de classe II e concavidades proximais: implicações clínicas e gestão. Oper Dent 2013 https://www.researchgate.net/figure/Placement-of-a-conventional-wooden-wedge- results-in-incompleplete-sealing-of-the-cavosurface_fig10_229079987**)**

b) <u>**Técnica de dupla cunha**</u>

Nesta técnica, são utilizadas duas cunhas - uma é inserida pela vestibular e outra pela lingual **(Figura 116).** Esta técnica é indicada nos casos em que há espaçamento entre os dentes adjacentes e uma única cunha não é suficiente ou nos casos de alargamento da caixa proximal na dimensão vestibulolingual.

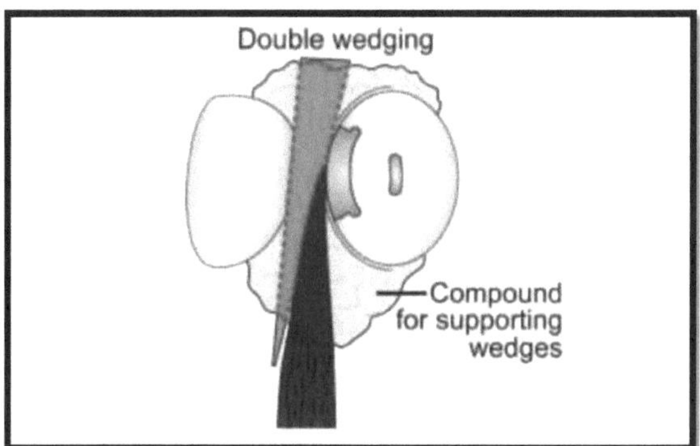

Figura116- Técnica de duplo encunhamento

(Cortesia-Garg N , Garg A .Evolução da matriz para restaurações de classe 2. Livro de texto de dentisteria operatória 5th Edition. Jaypee Brothers Medical Publishers Ltd; 2010)

c) <u>**Cunha de cunha**</u>

Nesta técnica, são utilizadas duas cunhas - uma cunha é inserida a partir da área de embrasura lingual, enquanto outra é inserida entre a cunha e a banda de matriz em ângulo reto com a primeira cunha (**Figura 117**). Estas são indicadas principalmente durante o tratamento do aspeto mesial do primeiro pré-molar superior devido à presença de flautas na raiz perto da área gengival. **(Figura 118)**

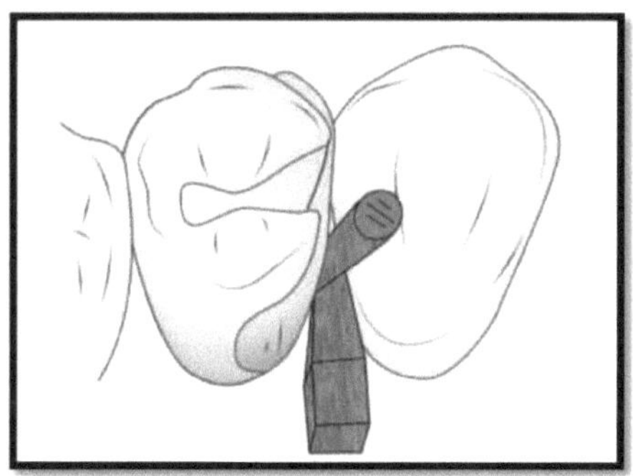

Figura 117- Técnica de encunhamento em cunha

(Cortesia-Garg N , Garg A .Evolução da matriz para restaurações de classe 2. Livro de texto de dentisteria operatória 5th Edition. Jaypee Brothers Medical Publishers Ltd; 2010)

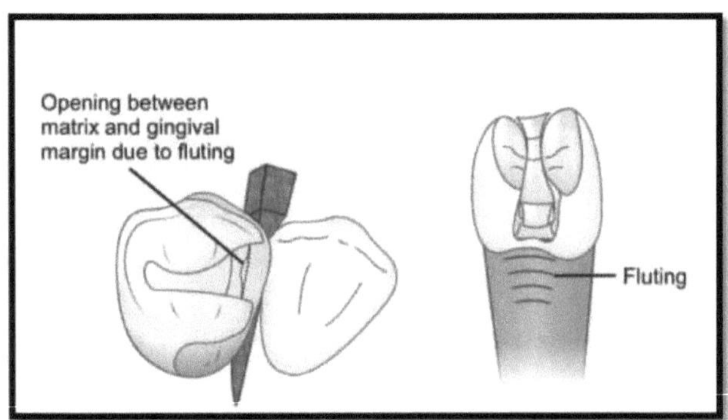

Figura 118 - Fluting nas raízes perto da área gengival

(Cortesia-Garg N , Garg A .Evolução da matriz para restaurações de classe 2. Livro de texto de dentisteria operatória 5th Edition. Jaypee Brothers Medical Publishers Ltd; 2010)

d) Cunhagem **<u>à volta</u>**

Na técnica piggyback são utilizadas duas cunhas - uma cunha maior é inserida normalmente, enquanto a outra cunha menor é inserida acima da maior, ou seja, é piggybacked sobre a cunha de maior tamanho **(Figura 119)**.É indicada em casos de caixa proximal rasa com recessão gengival. Esta técnica permite uma maior adaptação e contorno da banda matriz.[23]

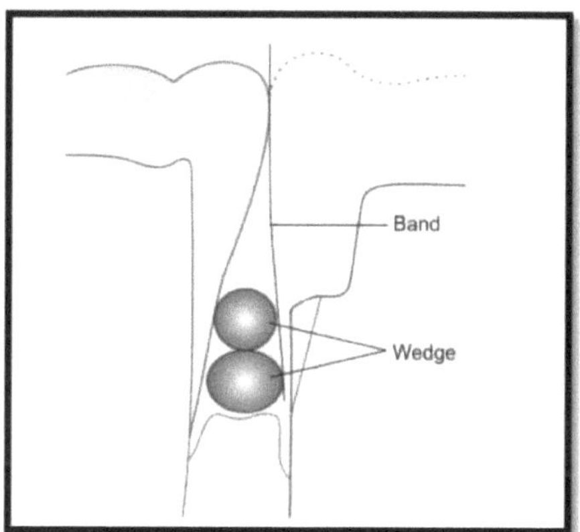

Figura119-Técnica de "piggyback

(Cortesia-Garg N , Garg A .Evolução da matriz para restaurações de classe 2. Livro de texto de dentisteria operatória 5th Edition. Jaypee Brothers Medical Publishers Ltd; 2010)

CONCLUSÃO

Um dente é um órgão vivo e dinâmico composto por diferentes tecidos e está constantemente a modificar-se devido às forças da mastigação e da fonética. A perda de tecido dentário devido a cárie, trauma, abrasão, erosão, atrito ou causa multifatorial requer uma gestão adequada. O tratamento de estruturas dentárias perdidas pode envolver uma miríade de escolhas para o dentista no que respeita a técnicas e recursos materiais e, por conseguinte, deve ter um conhecimento sólido do armamentário necessário para o realizar. A chave para uma restauração bem sucedida e funcional reside na obtenção de uma restauração bem selada com contacto e contornos adequados. [55]

A fim de reduzir as complexidades associadas à reconstrução das superfícies de contacto proximais, tem sido dada muita atenção ao desenvolvimento de diferentes sistemas de matrizes para aliviar a complexidade atribuída à inserção de diferentes materiais de restauração.[56] Os sistemas de matrizes actuais empregam uma variedade de desenhos de anéis de contacto, cunhas de diferentes secções transversais e matrizes para conseguir um contacto e contorno interproximais adequados. Estas inovações permitiram ao dentista obter as superfícies de contacto proximal mais vantajosas e contornos anatomicamente correctos - tão importantes para a forma e função ideais da dentição, bem como para a estimulação e proteção do complexo periodontal. [55]

Compreender os diferentes sistemas de matrizes, as suas técnicas e avanços ajuda o clínico a selecionar o melhor sistema de matrizes para a situação clínica específica, de modo a obter um contacto e contornos previsíveis com a restauração disponível.

Referências

1. Shivakumar AT, Kalgeri SH, Dhir S. Considerações clínicas em dentisteria de restauração - Uma revisão narrativa. J Int Clin Dent Res Org. 2015;7(2):122-9.

2. Nelson, Stanley J. Complexo orofacial: Forma e Função. Anatomia, fisiologia e oclusão dentária de Wheeler.9th edition. Saunders Elsevier;2010.p.81-91.

3. Garg N , Garg A .Evolução da matriz para restaurações de classe 2. Livro de texto de dentisteria operatória 3rd Edition. Jaypee Brothers Medical Publishers Ltd; 2010. p.193-212.

4. Marzoek M A, Simonton A L , Gross R D , Cargas H J. Contactos e contornos. Dentisteria operatória: teoria e prática modernas. Ishiyaku Euro America, St. Louis. 1st Edition ;1985. p.237 -58.

5. Palamara JE, Palamara D, Messer HH. Tensões na crista marginal durante a carga oclusal. Aust Dental J. 2002;47(3):218-22.

6. Eshleman JR, Janus CE, Jones CR. Desenhos de preparações dentárias para próteses parciais fixas ligadas por resina relacionadas com a espessura do esmalte. J Prosthet Dent. 1988;60(1):18-22.

7. Bajunaid SO, AlSadhan NO, AlBuqmi N, Alghamdi R. Influência do tipo de restauração final na resistência à fratura e no modo de fratura de pré-molares tratados endodonticamente com cavidades ocluso-mesiais. The Saudi Dent J. 2021;33(6):316-21.

8. Loomans BA, Roeters FJ, Opdam NJ, Kuijs RH. O efeito do contorno proximal na fratura da crista marginal de restaurações de resina composta de classe II. J Dent. 2008;36(10):828-32.

9. Js I. A" largura biológica" - um conceito em periodontia e dentisteria restauradora. Alpha Omegan. 1977;70(1):62-5.

10. Cohen DW. Abordagens actuais em periodontologia. J Periodontol.

1964;35(2):5- 18.

11. Gargiulo AW, Wentz FM, Orban B. Dimensões e relações da junção dentogengival em humanos. J Periodontol. 1961;32(3):261-7.

12. Nugala B, Kumar SB, Sahitya S, Krishna MP. Largura biológica e a sua importância na medicina dentária periodontal e restauradora. J Conserv Dent. 2012;15(1):12-7.

13. Razi M, Debnath S, Chandra S, Hazra A. Largura biológica - considerando o periodonto em odontologia restauradora. Int J Contemp Med Res. 2019;6(3):5-11.

14. Robbins JW. Gestão de tecidos em dentisteria de restauração. Funct Esthet Restor Dent. 2007;1(3):40-3.

15. Jorgic-Srdjak K, Plancak D, Maricevic T, Dragoo MR, Bosnjak A. Aspeto periodontal e protético da largura biológica, parte I: Violação da largura biológica. Ata Stomatol Croat. 2000;34(2):189-93.

16. Rosenberg ES, Cho SC, Garber DA. O alongamento da coroa revisitado. Compend Contin Educ Dent. 1999;20(6):527-32.

17. Khuller N, Sharma N. Largura biológica: Avaliação e correção da sua violação. J Oral Health Comm Dent. 2009;3(1):20-5.

18. Abduo J. Alteração do contorno axial após tratamento restaurador: Uma revisão sistemática. Periodontics Prosthodont. 2016;2(9):1-9.

19. Ferracane JL. Resina composta - estado da arte. Materiais dentários. 2011;27(1):29-38.

20. Patekar V, Mankar N, Burde K, Achanta A. Escolha do sistema de matriz em medicina dentária: Uma revisão. J Dent Med Sci. 2022;10(11):120-6.

21. Schmedding T. Sistemas de matriz anterior - essenciais para proporcionar uma forma anatómica e função adequadas às restaurações.

Int Dent Afr. 2021;11(5):48-50.

22. Urkande NK, Mankar N, Nikhade PP, Chandak M, Ikhar A, Patel A *et al.* Sistemas de matriz anterior para restaurações de compósito: Uma revisão. Cureus. 2023;15(4):25-9.

23. Raghu R, Srinivasan S. Matrizes. Princípios e prática da medicina dentária clínica operativa. Emmess Medical Publishers. 2nd Edition; 2011.p.159-163.

24. Goyal A, Nikhil V, Singh R. Encerramento de diastema em dentes anteriores utilizando uma matriz posterior. Case Rep Dent. 2016; 2538526. doi-10.1155/2016/253852.

25. Clark D. A matriz bioclear e o tratamento lateral com cavilha. Inside Dent. 2011;7(5):112-6.

26. Hussien AO, Ibrahim SH, Essa ME, Hafez RM. Restauração do triângulo negro com matriz bioclear versus método convencional de matriz celuloide: Um ensaio clínico aleatório. BMC Oral Health. 2023;23(1):1-18.

27. O'Reilly C, Tanday A. A coroa transparente modificada: diferentes aplicações para o formador de coroa anterior de acetato de celulose convencional. Dent Update. 2019 ;46(9):894-7.

28. Pooja JC, Subramanian EM, Jeevanandan G. Prevalência de coroas de tiras anteriores entre dentes decíduos cariados. Int J Dent Oral Sci. 2021;8(7):3050-4.

29. Amaro I, Saraiva J, Gomes AC, Araújo A, Marto CM, Coelho A *et al.* Restaurações directas para reabilitação estética anterior e recuperação da simetria do sorriso: Dois relatos de caso. Symmetry. 2021;13(10):1-11.

30. Dietschi D. Conceitos de estratificação em restaurações anteriores de compósito. J Adhes Dent. 2001;3(1):71-9.

31. Peyton JH. Restauração direta de dentes anteriores: revisão da técnica clínica e apresentação de casos. Pract Proced Aesthet Dent. 2002 ;14(3):203-32.

32. LeSage BP. Restaurações estéticas anteriores em compósito: Um guia para a colocação direta. Dent Clin N Am. 2007;51(2):359-78.

33. Felippe LA, Monteiro JR S, Baratieri LN, Andrada MA, Ritter AV. Utilização de opacos sob facetas diretas de resina composta: Uma revisão ilustrada da técnica. J Esthet Restor Dent. 2003 ;15(6):327-37.

34. Mohamed N, Husin WH, Al-Kadhim AH. Fechando o diastema e o espaçamento dos dentes usando a construção direta de resina composta. Malays J Sci. 2021;7(2):22-5.

35. Marlynda A. Uma revisão histórica das matrizes dentárias. Malays Dent J. 2011;33(2):1- 7.

36. Aslam M, Yousaf A, Bhangar F, Zahra SF, Iftikhar N, Khan LS *et al.* Sistema de banda de matriz mais comummente utilizado para restauração de classe II. *J Pak Dent Assoc.* 2021;41(1):32-4.

37. Asif M, Khattak I, Qureshi A, Zain M, Aslam N, Khan MI *et al.* Comparação entre dois tipos de sistemas de matrizes para a estanquidade de contacto em restaurações de compósito de classe III. J Ayub Med Coll Abbottabad. 2023;35(2):31-9.

38. Vashisht P, Gupta S, Mittal R. Últimas tendências na matriciação de restaurações de compósitos. Heal Talk 2014;6(4):16-8.

39. Gilmour AS, James T, Bryant S, Gardner A, Stone D, Addy LD *et al.* Um estudo *in vitro* sobre a utilização de bandas de matriz circunferencial na colocação de restaurações de amálgama de classe II. Br Dent J. 2008;204(6):10-8.

40. Loomans BA, Opdam NJ, Roeters FJ, Bronkhorst EM, Burgersdijk RC, Dorfer CE *et al.* Um ensaio clínico aleatório sobre contactos proximais de compósitos posteriores. J Dent. 2006;34(4):292-7.

41. Bailey O. Soluções de matrizes seccionais: a verdade distorcida. Br Dent J. 2021;231(9):547-55.

42. Keogh TP, Bertolotti RL. Criando contactos interproximais apertados e anatomicamente correctos. Dent Clin N Am. 2001;45(1):83-102.

43. Liebenberg WH. O recinto proximal em restaurações directas posteriores de compósito: integridade interproximal. Pract Periodontics Aesthet Dent. 2002 ;14(7):587-94.

44. Raghu R, Srinivasan R. Otimização da forma do dente com restaurações directas posteriores em compósito. J Conserv Dent. 2011;4(4):330.

45. Cho SD, Browning WD, Walton KS. Utilização clínica de uma matriz seccional e de um anel. Oper Dent. 2010;35(5):587-91.

46. Geo TD, Gupta S, Gupta SG, Singh Rana K. A elevação profunda da margem é uma ferramenta fiável para a relocalização da margem cervical? Uma revisão comparativa. J Oral Biol Craniofac Res. 2024;14(1):33-8.

47. Magne P, Spreafico RC. Elevação profunda das margens: Uma mudança de paradigma. Am J Esthet Dent. 2012;2(2):86-96.

48. Dietschi D, Magne P, Holz J. Tendências recentes em restaurações estéticas para dentes posteriores. Quintessence Int. 1994 ;25(10):659-69.

49. Staehle HJ. Tratamento de restauração minimamente invasivo. J Adhes Dent. 1999;1(3):267-77.

50. Sidelsky H. Contornos de compósito de resina. Br Dent J. 2010;208(9):395-401.

51. Wafa A, Leung BW, El-Mowafy O, Rubo JH, Rubo MH. Avaliação dos contactos proximais de restaurações de compósito posteriores com 4 técnicas de colocação. J Can Dent Assoc. 2003;69(3):162-7.

52. Gharizadeh N, Moradi K, Haghighizadeh MH. Um estudo da microinfiltração em restaurações de compósito de Classe II utilizando quatro técnicas de polimerização diferentes. Oper Dent. 2007;32(4):336-40.

53. Eli I, Weiss E, Kozlovsky A, Levi N. Wedges in restorative dentistry: principles and applications. J Oral Rehabil. 1991;18(3):257-64.

54. Pasquale Venuti DD, Eclano M. Repensando a extensão marginal profunda (DME). Int J Cosmet Dent. 2018;7(1):26-32.

55. Owens BM, Phebus JG. Uma revisão baseada em evidências dos sistemas de matrizes dentárias. Gen Dent. 2015;64(5):64-70.

56. Tolba ZO, Oraby E, Abd El Aziz PM. Impacto dos sistemas de matrizes na tensão de contacto proximal e na geometria da superfície em restaurações directas de compósito de classe II *in vitro*. BMC Oral Health. 2023

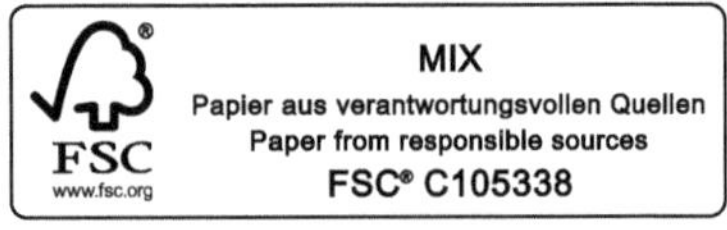

Printed by Books on Demand GmbH, Norderstedt / Germany